山西出版传媒集团
山西科学技术出版社
太原

周鸿飞 重编

世德堂医方抄（重编本）

U0233299

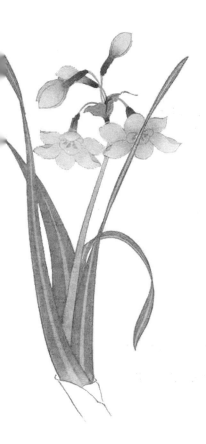

图书在版编目（CIP）数据

世德堂医方抄：重编本 / 周鸿飞重编 . — 太原：山西科学技术出版社，2024.5

ISBN 978-7-5377-6354-7

Ⅰ . ①世… Ⅱ . ①周… Ⅲ . ①验方－汇编－封丘县－清后期 Ⅳ . ① R289.5

中国国家版本馆 CIP 数据核字（2024）第 055438 号

世德堂医方抄：重编本

SHIDETANG YIFANGCHAO CHONGBIANBEN

出　版　人	阎文凯
重　　　编	周鸿飞
策 划 编 辑	杨兴华
责 任 编 辑	翟　昕
助 理 编 辑	赵　鑫
封 面 设 计	杨宇光

出 版 发 行　山西出版传媒集团·山西科学技术出版社
　　　　　　　地址　太原市建设南路 21 号　邮编　030012
编辑部电话　0351-4922078
发行部电话　0351-4922121
经　　　销　各地新华书店
印　　　刷　山西新华印业有限公司

开　　本	880mm×1230mm　　1/32
印　　张	12.25
字　　数	233 千字
版　　次	2024 年 5 月第 1 版
印　　次	2024 年 5 月山西第 1 次印刷
书　　号	ISBN 978-7-5377-6354-7
定　　价	68.00 元

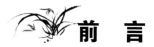 **前　言**

　　因五年前一个偶然机缘，我得见一部医方抄本，其保存状况很差，前后数页污损、残破、卷折，中间有多处虫蚀孔洞；封面无正式题名，有楷书"世德堂"三字，斜向写在下端；封底完全缺失，书页至少缺失四五页，书脊装订线处可见残痕。抄本内容为随手抄录的临床医方，没有分类与排序，其中有不少医方反复抄录。整部抄本约十万字，为行楷字体，字迹工整清晰，出于一人之手；前后墨色浓淡不一，表明时抄时辍，抄录时间跨度很长。抄本无序、跋、目录、抄者姓名等，根据抄本纸张及字迹推断，大约抄于清朝末期、民国初年；抄者是河南省封丘县一位民间中医，其姓名、居里、行迹等皆不可知；由于内容多为外科用方，故推测抄者可能擅长外科病症诊疗，兼及内科、妇科、儿科等。由于时间仓促，我来不及仔细研读，只能先扫描一套电子图片留存，以待日后之用。

　　近两年来，我利用零星时间，对照抄本图片，陆续录为电子文档。在此过程中，我逐渐熟悉了抄本内容，并试着对医方出处进行考证。占据抄本大半内容的外科用方，大多抄自《医宗金鉴·外科心法要诀》《外科大成》；妇科用方主要抄自《景岳全书·妇人规》《养生类要》；除此之外，还有抄自《外科正宗》《疡医大全》《古今医鉴》《验方新编》《急救普济良方》《仁术便览》等明清时期医家实用医书的各种医方；偶见出于《太平惠民和剂局方》《寿世保元》《外科精义》《疡科捷径》《良朋汇集》《卫生鸿宝》等书的医方，未必是抄者当时所本。另有一些医方表明来源为"方庄""潘店""葛塔"，均在封丘县域之内，"长垣"为封丘北边邻县，说明这些医方都是未载于医籍的民间效验方，假如没有收入这部抄本，恐怕早已湮灭无闻了。

考虑到清末民初的社会环境，经济萧条，时局动荡，封丘并非通衢大邑，又非医学繁盛之地，一位民间医生很难有获取大量医书的便利条件。这部抄本虽然没有自创新方，但是能够集录众多医书效方，一丝不苟地抄录近十万字，已是难能可贵之事。由此，我对一百多年前在家乡土地上真实生存的这位民间中医前辈，心中隐隐有一种亲近感觉。这部抄本是抄录者在翻阅医书时随手抄录，为了辅助其临床诊疗使用而成的，其选方必然是常用而有效的；抄录者兢兢业业、持之以恒地钻研医术，那些多次抄录的医方，必然是他认为有重要临床价值而反复玩味的。孔夫子删述六经，"述而不作"，然而取舍之间已是"作在其中"。虽然这部抄本的医方大多出自《医宗金鉴》《外科大成》等存世医籍，但是从临床实用角度来看，一位普通的临床医生，为解决临床问题而从数以万计的医方中选择哪些成方施用，这本身就是有价值的。由此，令我油然而生一种学术传承的使命感，想为这部抄本做一些事情，使其承载的中医学术信息免于湮灭。

由于这部抄本是随手抄录的，内容上没有次序条理，一些医方前后重复，用字也不够规范，如果原文照录，则颇不方便阅读。故此，在不损害原意的前提下，我按照内科、外科、妇科、儿科、五官科、杂症等名目，以适用病症为依据，对抄本医方进行了分类编排，合并重复的医方，单列"膏药丹方"项。并对抄本中的俗字、错别字、异体字进行规范，偶有漏字者进行补充以使语句通顺，且对抄本前后数页残损严重的内容予以舍弃。按照通常题名做法，为重新整理的书稿命名为《世德堂医方抄》，使这部民间医方抄本以适宜面目留存于世，对我个人而言是了却一桩心事，对中医学界而言是增添一部颇有临床价值的医学文献。

在重整这部抄本的过程中，我逐渐迈越时空距离，走近这位民间中医前辈。他可能擅长外科，但并非专科，因为各种病患的客观需求，会逐渐塑造一位有职业责任感的医生。在医疗资源紧缺的社会环境下，当各种各样的病人登门求诊时，一位负责任的医生几乎不能走"一招鲜，吃遍天"的专科路径，而只能做一位什么常见病都要接得住的全科医生。他唯一能做的，就是不断充实自己的医学知识，提高自己的诊疗技能。体现到这部抄本里，就是抄录了内、外、妇、儿各科诊疗方药相关知识，尤其是"简、便、廉、验"的小方。我怀疑这只是他读过的医书中很少的一部分，因为有些已经明确了底本的医书，他只抄录了其中三五方。或许这些都是能够触动他的心弦，也是他认为切于临床实用的方药吧。

他虽然是在读书的过程中抄录医方，但很多时候并不是机械地照抄，而是有自己对医书内容的理解，并对原书一些冗赘文本进行了精简摘要。例如：羌活散，抄自《医宗金鉴·外科心法要诀·卷八·手部·手发背》，原文是"此证生于手背，属手三阳经，由风火与湿凝滞而成。初起形如芒刺，渐觉疼痛高肿，红活焮热，溃速为痈；若漫肿坚硬，无红无热，溃迟为疽。其证无论形势大小，但溃深露筋骨者难痊。初俱宜服羌活散汗之，次服内疏黄连汤清之。其余内外治法，俱按痈疽肿疡、溃疡门"。他以"治手发背，除湿发汗把风追，次服内疏黄连汤清之，治法按肿疡门同"寥寥数语进行概括。方后"手心毒、虎口疽俱初服羌活散汗之，次服内疏黄连汤清之。有红丝，按疔治之；无红丝，按肿疡门治"一段文字，是他对《医宗金鉴·外科心法要诀·卷八·手部》之手发背、掌心毒、虎口疽三段内容的简明概括，表明这三种病症实际具有相同病机，可予以相同的治法方药。

他在摘抄古籍文献时，能够保持医生的职业理性，在清末民初时期是很难得的。例如："治人面疮，生如人面证，自古传来，乃奇病也，或生两膝，或生两肘，肿如人面，眉目口鼻俱有。贝母一味，研为末，和水敷灌，数日疮消，结痂而愈。"这一段抄自《医宗金鉴·外科心法要诀·卷十·膝部·人面疮》。查《医宗金鉴》原文，尚有一段文字提到"诸书皆以为素积冤谴，须自清心告解"，而他不取此说，单用贝母治疗，取舍之间，医者理性，光芒闪耀。

时光流逝，人事尘烟，唯有一部残破的手抄医书顽强地证明着一位民间中医前辈曾经真实存在于世间。在整理这部抄本的过程中，我依稀可见昏黄油灯下的朦胧身影，展阅医书，遇到切于实用的方子，就研墨搦管，认真抄录下来。对比抄本各页字迹墨色的些微差异，以及抄本与所据底本的内容异同，大致可以推想出抄录者某一天在读某一书时抄录了多少医方。很多医方是反复抄录的，表明抄录者曾经再二再三地读那些对临床诊疗至关重要的医书内容，因此也随手再二再三地抄录该医方。显然，他是一位认真读书、有进取心的医生，必然也是一位心系病患、负责任的医生，竭尽所能地不断学习、提高诊疗技能。读书，诊病，几乎是古今医家安身立命的一贯行迹，中医学术因此绵延不息，恩泽广大民众。

这部抄本可能会因为各种不可控的因素而最终消亡，然而这位中医前辈曾经付出的心血，或将因为我的重新整理而留存更长一段时间，能够惠及更多中医后辈同仁。傅青主《家训》有曰："人无百年不死之人，所留在天地间，可以增光岳之气，表五行之灵者，只此文章耳。"我家乡这位中医前辈的身影，虽然无法清晰映现，总该能够留存更长一段时间吧。这是一个中医后辈的真切希望！

周鸿飞

2022 年 11 月 22 日，小雪之夜，书于望京

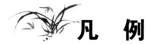

凡　例

1.抄本各医方为随手抄录，没有分类与排序，颇不方便临床查阅。故此，在不损害原意的前提下，按照内科、外科、妇科、儿科、五官科、杂症等名目，以适用病症为依据，重新分类编排。

2.抄本中不少医方是反复抄录的，内容完全相同者，仅存其一；同一方名之下，药味、剂量、功效、用法等有明显差异，显然非手误者，或是抄自不同底本，或有抄者自身的学术见解者，并存以供临床参用。一些医方，或无剂量，一仍其旧，不做擅自增补。

3.抄本各医方，可以确证抄者所据底本的，标以"抄自《×××××》"；能找到方剂出处，但不能确认是否为抄者所据底本的，标以"方出《×××××》"；一时找不到医方出处者，暂付阙如，以俟高明。

4.外科用方大多抄自《医宗金鉴·外科心法要诀》，凡《医宗金鉴》中有方歌者，据以补之，标以"补【方歌】"，以便读者参阅。所补方歌另有出处者，于方歌后标明出处，原抄本中有方歌者，不做此标识，仅用不同字体以示区别。

5.对疑难字词，一般于书中最先出现处，进行简明注释，此后则不再出注。

6.抄本原为繁体字，现改为正规简化字，并加标点符号。抄本中多有俗字、别字、异体字、通假字，均改为现代规范用字；一些民间习用药名，如"破故纸""兔丝子""仙灵皮"等，均改为现代规范中药名称，不出注。

7.抄本中用药涉及人血、天灵盖之类的，有违古今社会伦理，不切现代临床实用者，一律删去。古时属常用药物，如象皮、象牙、犀角、虎骨等，现代临床虽已弃用，若删之有损医方完整性，影响读者对医方功效的理解，则酌予保留，仅供参考。

8.本书是原书作者在读书的过程中抄录的医方，很多时候并不是机械地照抄，而是有自己对医书内容的理解，其人对原书一些冗赘文本进行了精简摘要。"抄自"部分之医方是确认抄自原书的方子，与原书保持方药和剂量一致，功效和用法略有出入；"方出"部分之医方与原书处方方名一致，与原方中药物组成和剂量、功效及用法出入较大。

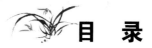

目 录

百病通治方

内科病症方

外科病症内服方

外科病症外治方

妇产科病症方

儿科病症方

膏药丹方

杂症方

附录

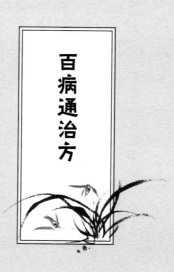

百病通治方

搜风顺气丸（抄自《外科大成·卷四·不分部位小疵·无名肿毒》）

治三十六种疯①，七十二般气，疯气脚气，恶疮下注，上热下虚，腰腿疼痛，四肢无力。一应男妇老幼，不问虚实，并宜常服。润三焦，和五脏，调肠胃，除风湿。疗瘫痪，言语謇涩；理肠风，便血除根。

大黄 五两，酒浸，九蒸晒　火麻仁 微火焙，去壳　独活　郁李仁 滚水浸，去皮　枳壳 麸炒　槟榔　车前子 酒炒　菟丝子 酒煮　山药　牛膝 酒浸　山萸 去核，酒浸（各二两），加羌活 一两

上为末，炼蜜为丸，梧子大。每服三十丸，茶、酒任下，早晚各一服。

补【方歌】搜风顺气车前子，萸药大黄膝菟丝，羌独火麻榔枳郁，服去风邪血燥滋。

九转灵丹

治男子妇人，山岚瘴气，除积，十膈五噎，咳嗽，五劳七伤，翻胃，吐血，痨瘵等疾；三十六种风，七十二般气，伏梁小药，疝气，诸般疟疾，痢疾，左瘫右痪；妇人赤

---

① 疯：亦作"风"，指麻风。

白带，下血山崩，血闭血蛊，经脉不调，产后诸疾；小儿癫痫，诸风，肚大面黄；男妇一切心气痛，悉治之。用服已后，或虫，或积，或纸经状，如烂鱼肠，如鸡子清，或黄色，或小便内出如米泔，或挑不断，或涩如痛血，鳖虫、寸白虫、蜈蚣虫，或如**虾蟆**样、小蛇，一切怪物即出。有气即散，有块即开。此药不用甘遂、硼砂等物，宜服，不动脏腑真气。无病之人，春、秋各一服，令一年诸病不侵。赤眼伤寒、有孕妇人忌服。

黑牵牛 十两，取净末，五两　白牵牛 十两，取净末，五两　槟榔 十两，取净末，五两　大黄 四两，取净末，二两　芜荑仁 净末，五钱　雷丸 净末，五钱

上为细末，拌匀，每服三四钱。或为丸散，加减用之。小儿二钱。用葱白汤，露一宿，或木香汤，或东南上石榴根上皮汤下，至晚用米粥补之。忌生冷、腥荤，甚妙。

后具双和饮半月，亦补气血。川芎、白芍、当归、熟地、黄芪、甘草（等分）。

各等分，吷咀，每服五钱，生姜三片，水煎服。

【方歌】破积除虫逼死胎，穿胸透膈下转丹，不拘水肿并风肿，铜铁金银取下来。

太乙紫金锭 （抄自《古今医鉴·卷之十六·通治》）

解诸毒，疗诸病，利关窍，治诸疮。内可服，外可敷。

麝香 三钱　雄黄 二两　朱砂 一两　文蛤（此处指五倍子）一两　大戟肉 二两，净末　毛菇（即山慈菇）二两　千金子 二两，去油

共为锭子，听用。

万灵紫金丹

此方有起死回生之妙术。

郁金 一两　明雄 三钱　巴豆 四钱，去心膜，泡六七次，每次换水　莪术 五钱　乳香 五分，去油　没药 五分，去油　血竭 一钱　朱砂 一钱　真麝香 五厘

称足分两，上为细末，陈醋、面糊为丸，黍子大。每服七丸，或九丸，至十五丸止，量人大小、强壮、虚实服之。

灵宝如意丹

蟾酥　血竭　雄黄　朱砂（各三钱）　人参　天麻（各五钱）　白粉霜　冰片（各三钱）　麝香 一钱

各研细末，再研匀，水丸，小米大。小儿服二三丸，大人病重者服六七丸，俱勿过多。或遇起卧不安，用药数丸，研末，点眼角内，即愈。孕妇忌服。

雄黄解毒丸

明雄 一钱　郁金 一钱　丁香 一钱五分　巴豆 一钱，去油，炙焦

共为末，醋糊丸，桐子大。每服三丸。心疼，醋汤下。产后风，皂角汤下。咳嗽，莱菔子汤下。气不顺、发喘，木香汤下。手足疼痛木麻、身肿，荆芥汤下。耳鸣耳聋，疯狗咬，俱用防风汤下。男女阴症，头疼浮肿，姜酒俱可用。偏头风，川芎汤下。随病换引，每服三丸。

九味雄黄解毒丸

雄黄 一钱，研末　巴豆霜 五分，炒炭　山甲 六分，土炒　莪术 六分　白芷 六分　木香 四分　郁金 四分　乳香 六分，去油　没药 四分，去油

共为末，醋糊丸，黍米大。大人每服十丸，小儿三丸，白水下。大小便不通，或无名肿毒，俱用大黄汤下。一切风气，荆芥汤下。浑身疼痛，姜汤下。

金瓯导化丸

巴豆 四钱，炒炭　郁金 三钱　雄黄 二钱，研末　朱砂 二钱，研末　乳香 一钱半，去油　血竭 一钱

共为细末，醋糊为丸，小米大。大人七丸，小儿三丸。头疼，川芎汤下。心痛，艾醋汤下。小产产后，红花汤下。男女大便下血，槐子汤下。倒饱心嘈，姜汤下。气串喘噎，木香汤下。一切毒疮，大黄酒煎汤下。

八宝红灵丹①

朱砂 五钱　明雄 五钱　牙硝 五钱　礞石 一钱，火煅　牙皂 五个　赤金 三十片　冰片 一钱　麝香 一钱

各研细末，于五月初五日，共合一处，研匀。

一、治大人、小儿泻，肚腹内疼痛，里急后重，霍乱，不服水土，俱开水送下五厘。

一、治暑天腹内受热，眼黑头重，胸前跳，或茶送下，或开水送下五厘。

一、治妇人阴阳虚火动，午后潮热，或病愈，热不退，用开水送下五厘。

一、治男妇跌打损伤，疯狗咬伤，百损，敷上，即愈。忌吃发物。

一、治瘟病，用骨头簪点眼角内，男左女右，盖被出汗，即愈。

一、治小儿腰间蛇疮，如疱一般，用陈醋调，擦二三次即愈。

一、治绞肠痧，口吐清水，腹内疼痛，面青手冷，汗流不止，开水送五厘。

一、治喉内生蛾，水米不能进，用细笔管吹入喉内五厘。忌发物，煎炒勿吃。

一、治虚疟，发过三四次，用五厘，放在脐内，膏药盖贴，即愈。

一、治无名肿毒，初起现红者，用白水调擦，即愈。

一、妇人经水不调，或前或后，小腹疼痛，三五日不来，后下紫血，黄酒送下三分。

一、治手足生蛇头疔，用鸡蛋清调擦，即愈。

一、治小儿一切疳疮，擦之，即愈。

一、治蝎蜇，凉水调擦，即愈。

一、治一切火症，开水送下五厘。

一、治火眼，点眼角内，即愈。

此药常带身上，百病不生，又避瘟灾。若六畜染瘟病者，眼角点之即愈，切忌，不可服。孕妇忌，不可服。

八宝红灵丹②

一名通关散。此方最好常带身上，亦可作平安散用，甚效。红丝疔，针破，上之，效。

朱砂 五钱　明雄 五钱　牙皂 五个　礞石 一钱　赤金 三十片

牙硝 五分　冰片 五分　麝香 五分

各研极细末，候五月初五日，修合之，研匀，听用。又方，去牙皂，加硼砂五钱。

立应绀珠丹（抄自《外科大成·卷一·主治方·肿疡主治方》。此方在《外科正宗·卷一·痈疽门·杂忌须知第十四》《医宗金鉴·外科心法要诀·卷二·肿疡主治类方》皆名"保安万灵丹"）

治痈疽疔毒，对口发颐，风温，湿痰流注，附骨疽，鹤膝风症，左瘫右痪，口眼㖞斜，半身不遂，气血凝滞，偏身走痛，步履艰辛，偏坠疝气，偏正头疼，破伤风，牙关紧闭，截解风寒，无不应效。

茅术 八两　全蝎　石斛　明天麻　当归　甘草 炙　川芎　羌活　荆芥　防风　麻黄　北细辛　川乌 汤泡，去皮　草乌 汤泡，去皮、尖　何首乌（各一两）明雄黄 六钱

上为细末，炼蜜为丸，弹子大。每药一两分作四丸、一两作六丸、一两作九丸三等，做下以备年岁老壮、病势缓急取用，预用朱砂六钱，研细为灰，瓷罐收贮。

如恶疮二三日之间，或痈疽已成，至十朝前后，但未出脓者，状若伤寒，头疼烦渴，拘急恶寒，肢体疼痛，恶心呕吐，四肢沉重，恍惚闷乱，坐卧不宁，皮肤壮热；又治伤寒四时感冒，传变疫症，但恶寒身热，表症未尽者，俱

宜服之。用连须大葱白九枝，煎汤一茶盅，将药一丸乘热化开，通口服尽，被盖出汗为效。如服后汗迟，再用葱白汤催之，后必汗如淋洗，渐渐退下，覆盖衣物，其汗自收自敛，患者自然爽快，其病如失。但病未成者，随即消去；已成者，随即高肿溃脓。如诸疾无表症相兼，不必发散者，只用热酒化服。

此方原载于诸风瘫痪门，予每服用之发散疮毒，其功甚捷，故移录于此。详观此方治肿疡甚效者，何也？凡疮皆起于荣卫不调，气血凝滞，乃生痈肿。观此药性专发散，又能顺气搜风，通行经络，所谓"结者开之"；况疮毒又乃日积月累结聚所发，苟非甘温辛热发泄，以汗疏通，安能得效？所谓"发散不远热"，正合此方之意，无谬也。服后避风，当食稀粥，忌冷物、房事。孕妇勿服。

补【方歌1】保安万灵丹术蝎，天麻归斛草芎朱，羌活荆防细辛等，麻雄黄二共三乌。（《外科正宗》）

补【方歌2】万灵丹治诸瘫病，此药犹能治肿疡，发表毒邪从汗解，通行经络效非常。麻黄羌活荆防细，川草乌芎石斛苍，全蝎当归甘草等，天麻何首共雄黄。

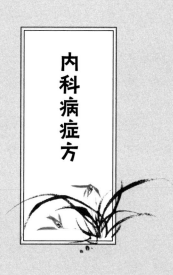

内科病症方

一、通治方

气生百病

烦恼现前，以死譬之。忿怒、惊恐、悲哀，而损其身；忧愁思虑，以伤其气，故人疾多从气生焉。中满气虚，五噎五嗝，积聚，喘急咳逆，气疝胀满，以上诸病，皆由于气。如胸膈气滞，胀满恶心，宿冷不消，宜服木香调气散。（方出《医宗必读·卷六·类中风》）

白豆蔻 二钱　丁香 二钱　檀香 二钱　木香 二钱　砂仁 四钱　甘草 八钱　藿香 八钱

上为细末，每服二钱，淡盐汤，空心服。

利气丸（抄自《古今医鉴·卷之六·诸气》）

治一切气滞，心腹胀闷疼痛，胁肋胀满难消，呕吐酸水痰涎，头目眩晕；并食积、酒毒，米谷不化，或下痢脓血，大小便结滞不快；气壅积热，口苦咽干，烦躁，涕唾稠黏。此药最能流湿润燥，推陈致新，滋阴抑阳，散郁破结，和血通经。此方治气分之圣药也。

大黄 四两，生　黑丑 四两，头末　香附米 四两，炒　木香 一两　槟榔 一两　枳壳 一两　青皮 一两　陈皮 一两　莪术 一两，煨　黄连 一两　黄柏 三两

上为细末，水丸，梧桐子大。每服五十丸或百丸，临卧，淡姜汤下，以利为度。如不利，再加丸数。张名山子珩治痢疾初起，不拘红白，里急后重，肚腹疼痛难忍，效。瑞竹堂加黄芩、当归各一两，尤妙。一方用大黄、黑丑各六两，张名山治气郁、食郁成膈噎，效。

皇甫真人一块气方

良宇积气，结成一块，方能治之。

丁香 三钱　木香 二钱　沉香 二钱　白豆蔻 三钱　砂仁 五钱　香附 五钱　槟榔 五钱　草果 三钱　莪术 三钱　三棱 三钱　陈皮 三钱　枳壳 三钱　牙皂 三钱　良姜 三钱　青皮 三钱　萝卜子 三钱　木通 三钱　升麻 三钱　牵牛 二两　麦芽 四两，炒　巴豆 五钱，炒黑，去油　小茴香 五钱　甘草 五钱

共为细末，醋糊为丸，如绿豆大。每服二三十丸，黄酒送下，或盐汤亦可。此方治男女远年积气，滞气喘气，冷气郁气，小肠气，诸般气块，心腹气疼，小便频数，大便里急后重，赤白带下，食积冷积，赤白痢，吐泻不止，

膈气痞满，噎塞不通，咳嗽吐痰，呕逆恶心，一服见效。此药和血健脾，温胃消食，通流百脉，润肌驻颜，其功不能尽述。

【方歌】真人一块气，麦蘖同干漆，皂角木丁香，青陈槟枳实，丁皮姜大黄，卜子棱莪术，甘草牵牛头，砂仁糊丸毕。

分心饮 （方出《太平惠民和剂局方·卷之三·治一切气》，原名"分心气饮"）

治诸气，或忧愁思虑，忿怒伤神，或事不遂意，或心口有块，或两胁有块，胀满噎膈，饮食不下。

木通 七分　官桂 五分　赤芍 六分　茯苓 七分　半夏 七分　青皮 一钱　陈皮 一钱　大腹皮 一钱　桑白皮 一钱　羌活 一钱　苏叶 二钱　甘草 五分　灯心 十根

生姜三片、枣二枚，水煎服。

五香仙方 （抄自《验方新编·卷十一·阴疽诸证·内外备用诸方》）

消食，消积，消痞，消痰，消气，消滞，消肿，消痛，消血，消蛊，消隔，消胀，消闷，痰迷心窍俱消。或服一钱，或七八分俱可。

五灵脂 一斤　香附子 一斤，去净毛，浸一日　黑丑 二两，半生半熟　白丑 二两，半生半熟

共为细末，醋糊为丸，萝卜子大。每服一钱，早晚姜汤下，奇效无比。

加味当归散 （抄自《外科大成·卷四·小儿部·热毒疮疡》）

顺调气血，和解表里，爽利心腹，疏理百病；及治温热停积自利，烦躁不宁等症。

当归 二两，酒洗　赤芍 二两　川芎 五钱　甘草 一两，半生半熟　大黄 一两，半生半炮　麻黄 五钱，制，加黄连、升麻、葛根；丹毒，再加连翘、荆芥。

每服三钱，姜葱灯心水煎服。丹毒，不用葱。

大通关散

一切感冒风寒，痧症亦可治之。

牙皂 三钱半　朱砂 二钱半　雄黄 二钱半　细辛 三钱半　枯矾 一钱半　白芷 一钱　麝香　广皮　苏合香　桔梗　苏薄荷　贯众　防风　法夏（各二钱）甘草 二钱

共研极细末，瓶收，随带身上，可防急症。先吹二三分，再用姜汤送下一分。

沉香礞石滚痰丸 （方出《泰定养生主论》）

酒军 八两　黄芩 八两　海南沉香 二两　礞石 一两，捣碎　焰硝 一两，同礞石炒，至礞石变成金色为度

共为细末，以水为丸，朱砂为衣，卧时服。服药后忌饮茶汤。弱人每服五分，强壮人每服一钱，白开水送下。

治七十二翻症方

藜芦 三钱　白矾 三钱　牙皂 七个　蝎尾 七条　明雄 三钱　冰片 一分

共为细末，男左女右，吹入鼻孔，得嚏即安。

治火郁气滞方

潘店苌老清方，二服即愈。

柴胡 二钱　黄芩 二钱　桔梗 二钱　青皮 二钱　枳壳 三钱，炒　槟榔 二钱　陈皮 二钱　香附 三钱，炒　山楂 二钱，炒，去核　神曲 一钱半，炒　木通 二钱　大黄 一钱半　甘草 一钱

姜三片为引。

二、咳喘方

神仙鸡鸣丸（抄自《急救普济良方》）

治十八般咳嗽。

知母 三钱，炒　贝母 三钱，去心　杏仁 三钱，去皮、尖　阿胶 三钱，面炒　葶苈 三钱，隔纸炒　款冬花 三钱　甘草 三钱　半夏 三钱　五味子 三钱　陈皮 三钱，去白，炒　桔梗 三钱，微炒，三钱　紫苏 三钱　天冬 三钱　旋覆花 即滴地金花，二两　人参 三钱　粟壳 二两，去顶、隔，净末（即滴地金花）

共为细末，炼蜜为丸，如弹子大，每服一丸，乌梅枣汤嚼化下。小儿，一丸分作四丸服。

【方歌】咳嗽本来十八般，只因邪气入于肝，脾咳之时多吐逆，胃咳膈上有痰涎，肾咳须知多虚享，胆咳一夜不曾安，三阳咳时多潮热，三阴咳时半上难，咳嗽吐血连心瘅，膀胱咳嗽气相传，气咳夜间多沉重，肺疾咳嗽多喘难，暴咳日间多汗出，肠鸣咳嗽冷痰酸。总计前件十八症，用心去取鸡鸣丸，此是神仙真妙诀，更加乌梅枣肉煎。

伤风咳嗽方

川芎　白芷　荆芥　防风（各三钱）　麦冬　五味　半夏（各八分）

煎，空心服。

沉香降气散

治阴阳壅滞，气不升降，胸膈痞塞，喘促短气，脾胃留饮，噫酸烦闷。

沉香 二钱　砂仁 五钱　香附 四两　甘草 一两二钱，炙

共为细末，每服二钱，入盐少许，沸汤调服。

四神丸

治痰涎咳嗽壅喘，服之立效。

芫花 醋炒　巴豆 去净油　苍术　川芎（各二两）

共研细末，醋为丸，每服一二分。

治咳嗽膨胀方

杏仁 三钱，去皮、尖　知母 三钱，蜜炙

水煎服，效。

治胸膈膨闷撑胀

鸡胵皮 焙

为末，大人每服二钱，小儿一钱，黄酒送下。

贞元饮 (方出《景岳全书·新方八阵》)

治气短喘促方。

熟地 一两　当归身 二钱　炙甘草 一钱

煎服。治气短似喘，呼吸急促，提不能升，咽不能降，气道噎塞，势极垂危者。常人但知气急其病在上，而不知元海无根，肝肾亏损。此子午不交，气脱症也，尤惟妇人血海常亏者最多。此症宜以此饮济之缓之。倘庸众不知，妄云痰壅气滞，用牛黄、苏合，及青陈皮、枳壳破气等剂，则速其危。

三、痞满臌胀方

治因气恼，胸膈不透，饮食不下，恶心呕哕

苏子 一钱，炒，研　木通 三分　茯苓 三分　半夏 三分　陈皮 五分　桑白皮 五分　青皮 五分　大腹皮 五分，神曲炒　槟榔 五分　香附 五分　枳壳 五分　砂仁 五分　甘草 二分

姜三片，枣二枚，水煎服。

木香化滞汤（方出《兰室秘藏》，一名"消痞丸"）

治气恼郁结，肚皮里微痛，心下痞满不透。

陈皮 六分　柴胡 七分　归尾 四分　枳壳 四分　半夏 一钱半　红花 二分　草豆蔻 五分　炙草 二分　木香 三分

生姜三片，水煎服。

治胸膈不透，撑胀嘈杂，或身上、四肢浮肿，头晕恶心方

枳壳　枳实　陈皮　厚朴　槟榔　香附　三棱　莪

术　苍术　甘草

黄酒为引，煎服。

化铁丹（方出《仁术便览·卷三·积聚》）

消食化痰，温中散寒，九种胃气疼，撑胀膨闷，作心倒饱等症，又能通经破块。

乌梅 八个，去核　巴豆 十六个，去油　胡椒 五十四粒　青皮 五钱　陈皮 五钱　丁香 五钱　木香 五钱　莱菔子 五钱

共为末，醋糊为丸，桐子大，每服十三丸，或十五丸，滚水送下。

补【方歌】八梅十六豆，一豆管三椒，青陈各半两，丁木不相饶，更加萝卜子，醋打面糊调，重车行十里，是铁化为销。（《仁术便览》）

开胃丸

草豆蔻 一两　枳实 八钱　青皮 五钱

共为末，炼蜜为丸，如樱桃大。每服一丸，黄酒送下。如恶心，藿香汤下。

胸膈痞满，大便易而利者为虚，大便难而闭者为实，若误用过药，脾胃之阴顿亡，宜理脾胃，兼以和血调之。

若用气药导利，则气愈降而痞愈甚。伤食胸痞，加枳术丸。喜食热物，理中汤加枳实。食后盛寒，以致饮食不化，二陈汤加山楂、神曲、麦芽。

顺气消食丸

大黄 一两　郁金 三钱　木香 一钱　丁香 一钱　牙皂 一钱　青皮 五钱

共为细末，水丸，桐子大。每服一钱五分，白水送下。

消滞丸 （方出《卫生宝鉴》）

消食，消胀，消痰，消积。

黑丑 二两　香附 二两　灵脂 一两

共为末，醋丸，绿豆大。每服二十丸，姜汤下。

化疲散

大蜈蚣 一条　阿魏 二钱　全蝎 二钱　大黄 一两　皮硝 四两

共为细末，每服五分或一钱，量人加减，用鸡蛋一个，打一小口，药搅匀，用湿纸封口，火内烧熟，食之，名流酒为引，空心服。忌杂肉鸡鱼。

专治鼓症方

海南沉 三钱　琥珀 一钱　二丑 三钱　川军 五钱　茵陈 一两半　甘草 五钱

共为细末，面糊为丸，如桐子大。每服一钱，白水送下。

治臌症，无论水肿、湿肿、气肿，肚腹四肢肿，俱用方

干鸡屎一斤，炒黄色，黄酒三大碗，煮至一碗，去渣，一时饮尽，少顷回；次日用田螺三个，滚黄酒泡熟，食之，即止，神效。

治肿胀病方

陈皮 三钱　桑白皮 二钱　茯苓皮 三钱　大腹皮 二钱　橘皮 一钱　商陆 一钱　薏苡仁 二钱　甘草 一钱　淡竹叶 七片　灯心 二十寸

水煎服，三服即愈。

四、癥瘕积聚方

十仙丹

治一切积聚心疼，神效。

巴豆霜 三钱，去油，炒　三棱 一钱　莪术 一钱，醋炒　沉香 一钱　木香 一钱　葶苈 一钱　川芎 一钱　牙皂 一钱，去皮、子、筋，炒　青皮 一钱　陈皮 一钱

共为末，醋糊为丸，绿豆大。每服五丸。如遇疟疾，每用五丸，焙干饼五个，空心吃，见效。如好后，用白糖一两、党参一两，为末，每服四钱，干吃，白水送下。忌生冷、鸡子黄、瓜菜一切发物。

调经不和

治肚内有块，神效。

槟榔 二钱　大黄 一钱　黑丑 一钱，炒　白丑 一钱，炒　薏苡仁 三分　雷丸 三分

共六味，为细末。每服二钱，黄酒冲服。

七味灵宝丹

治气不转，腹疼有块。

槟榔 一两　牙皂 一两，烧炭　二丑 六钱，半生半熟　莪术 五钱　三棱 五钱　木香 三钱　茵陈 二钱五分

共为末，醋糊为丸，桐子大。每服三钱。月下病，红花汤下。血病，黄酒下。气病，姜汤下。食病，白水下。

济急丹

巴豆 四钱，去油，竹叶包，煨　朱砂 五分　郁金 一钱，去双尖，竹叶包，煨　乳香 五分，去油，竹叶包，煨　没药 五分，去油，竹叶包，煨　雄黄 二钱　白面 四钱

共为末，醋丸，绿豆大，朱砂为衣。大人四五丸，小儿一二丸，服之。疟疾，无根水下。胃脘疼痛，烧酒下。小儿吐泻，藿香竹茹汤下。皮胀，山楂汤下。痢疾，木香汤下。

治疟母方 （方出《验方新编·卷十八·疟疾部》）

治久疟，腹中结块，名曰疟母。

鳖甲 二钱，醋炙透　白术 一钱，土炒黑　炙草 五分　黄芪 一钱，蜜炒　白芍 一钱，酒炒　川芎 一钱，炒

水煎，二三服，即愈。

治痞块方

松香 四两，水煮　蓖麻子 一两，净肉，研烂　阿魏 二钱　皮硝 五钱

共捣成膏，照痞大小摊布上，贴时加麝香一分，病消则膏自落矣。

五、头身痹痛方

苍术复煎散（抄自《外科大成·卷四·不分部位小疵·无名肿毒》）

治寒湿相合，脑痛恶寒，心烦腹闷，脉沉而迟，项背、腰脊、髀骨、胫膝等痛。

黄柏 三钱　羌活 五分　柴胡 五分　升麻 五分　藁本 五分　白术 五分　泽泻 五分　红花 少许

苍术四两，水二碗，煎二盅，去渣，入前药，再煎至一钟，服。

蠲痛无忧散（抄自《外科大成·卷四·不分部位小疵·无名肿毒》）

治一切肿毒痛，筋骨痛，头风痛，风寒湿痹，遍身疼痛，脚气痛风，及大麻风等症。

苍术 米泔水浸，焙　半夏 姜汁浸，焙　山甲 陈土炒　川乌 黑豆酒煮，去皮、尖　草乌 生姜汁煮　苦食（《医宗金鉴·外科心法要诀·卷八·肩部·髎疽 肩风毒》作“番木鳖”，一物二名）麻油炸浮 当归酒洗 甘草（各二两） 麻黄三两 威灵仙一两 闹阳（阳：《外科大成》作“羊”）花四两，醋浸，炒黄色

各制为末，和匀，每服五七分至一钱，无灰酒调服，再饮以醉为度，盖卧出汗，立验。避风。

补【方歌】蠲痛无忧肩风毒，风袭骨缝与湿凝，番鳖归草麻黄甲，川芎乌苍半威灵。

寻痛丸（抄自《外科大成·卷四·不分部位小疵·无名肿毒》）

治遍身走注疼痛，并一切肿毒疼痛。

五灵脂 草乌炮 杏仁（各一两） 沉香 木香（各五钱） 麝香一钱

共为末，酒糊为丸，桐子大。每服二十丸，温黄酒送下。如治肿毒，杏仁易桃仁，沉、木易乳、没，各等分，烧酒送下。

鱼鳔散①［抄自《外科大成·卷三·分治部下（小疵）·头部》］

治八般头风。

鱼鳔用裙带者，剪碎，用枲麻剪碎，同炒胖透，去麻

为末，每服三钱，卧时葱酒调服。日轻夜重者，血虚

头痛也，用当归一两，酒二盅，煎一盅，调服。

治头风痛方

任你头痛百般症，羊角天麻老川芎，每服三钱笋酒下，喜杀婆婆笑杀翁。

六合散① （抄自《外科大成·卷四·不分部位小疵·无名肿毒》）

治一切腰疼。

羌活　独活　大茴香　小茴香　杜仲　当归（各二钱）

用黄酒一碗浸，露一宿，次早空心去渣温服，立愈。

治腰腿疼痛麻木

当归 二钱，酒洗　川芎 一钱　青皮 一钱　陈皮 一钱　杜仲 一钱　桂枝 一钱　川乌 一钱　草乌 一钱　木瓜 一钱半　牛膝 一钱半　透骨草 二钱　乳香 八分，炒，去油　没药 八分，炒，去油

酒水煎服。

治筋骨疼痛方

蝎子 四两　鱼鳔头 七个　山楂 四个　当归 二两　熟地 二两　木瓜 二两　杨花 四两　川牛膝 四两　甘草 四两　白砂糖 四两　烧酒 三斤

上药俱入酒内，泡七日方可取出，酒醺滚，若老人，每服一豆①深，年幼人只可服半豆深为度。谨忌白马肉一百天。

筋骨痛酒方（抄自《外科大成·卷四·不分部位大毒·内痛总论》）

闹阳花根皮 八钱　五加皮 四两　归身 四两　威灵仙 一两　玄参 二两　牛膝 二两　甘草 五钱

上各咀片，入绢袋内，用干烧酒二十斤封入坛内，重汤煮三炷香，埋七日，任饮，荤腥过口。

鱼鳔散②（抄自《外科大成·卷四·不分部位小疵·无名肿毒》）

治遍身酸软作痛者，腰痛。

鱼鳔 四两，香油炸黄

为末，每服五钱，温黄酒送下。

---

① 豆：此处作酒类容器。

治肾气虚，腰腿疼痛方，神效。青盐、小茴香、杜仲、故纸（故纸：即补骨脂），各等分，共为细末；用牙猪腰子（牙猪腰子：指公猪的肾脏）一对，切开，去净油筋，将药入腰子内，每个腰子入药一钱，缠住，上锅蒸熟，食之，黄酒为引，任意食之。

治腰痛即止。杜仲、故纸、苁蓉、青盐，各五分，研细末；猪腰一个，破开，入前药末于腰内，湿纸包住，煨熟，酒送下。

治腰腿疼痛，用线麻一两，烧灰，为末，黄酒送下，立效。

鹅实散（抄自《外科大成·卷四·不分部位小疵·无名肿毒》）

治胁痛，疝气痛。

鹅眼枳实 焙　小茴香 炒

各为末，等分，和匀。每服二钱，用小黑豆同艾叶炒热，冲黄酒于内，去渣，调前药末，食前服之，立止。

治走气疼方。用牛粪，烧灰，以烟尽透心为度，研末。每服二钱，阴阳水调下，即好。

治闪腰岔气腰疼，用核桃二个，烧焦，去壳，细嚼，烧酒下。

药酒方

治脚手不遂。刘老启服过，效。

当归　川芎　川乌　草乌　大腹皮　续断　寄生　牛膝　木瓜　杜仲　麦冬　陈皮　大生地　甘草　五加皮

以上药各三钱，蜜四两，蒸酒二斤半，入瓶内，塞口，放锅内，添水煮一炷香时为度。每早晚服一杯，神效。

六、腹痛泻利方

牛黄散

治气滞有火，满腹疼痛，及浑身疼，服之。

大黄 四两　二丑 八两，半生半熟　槟榔 二两　木香 一两　牙皂 一两，烧灰　党参 一两　鸡内金 一两，炒焦　神曲 三钱，炒　麦芽 三钱，炒　青皮 三钱　陈皮 三钱　三棱 二钱　莪术 二钱　黄连 三钱

共为末，黑糖为引，每服二钱，小儿减半。

七香丸

丁香　木香　乳香　明矾　牙皂　葶苈子　巴豆霜

等分，为末，枣肉为丸，绿豆大。大人服十丸，小儿三丸，白水送下。

寸金丹

治肚腹疼痛如神。

郁金 一两　雄黄 二钱　乳香 六钱，去油　没药 七钱，去油　朱砂 一两五钱，入药内一两，下余五钱为衣

共为细末，醋糊为丸，如绿豆大。每服五丸或三丸。心疼，艾汤、醋汤下。腹疼，郁气壅盛，枳壳汤下。妇人行经，腰腹疼痛，红花汤下。产后败血攻心，生蒲汤下。以上照引如神。若急用，白水下亦可。

柱灵散

治心腹疼痛将危者服之，途中不可缺此药。

良姜 炒　五灵脂 酒炒　厚朴 姜制

等分，为末。每服二钱，热醋汤下，立止。

治下痢腹疼欲死者。元胡索，炒，为末，每服三钱，空心，米汤调服。或久痢不止，无论赤白，皆可服，无不应效。

治肚腹疼痛

张氏用过，效。许先生方。

苍术 一钱半，炒　广皮 一钱半　川厚朴 一钱半，姜炒　当归 三钱　杭芍 一钱八分　香附 三钱，炒　枳壳 一钱半　木香 八分　神曲 一钱半，炒　粉草 一钱　柴胡 一钱　丹参 一钱半

生姜三片、艾叶五片为引。

治心痛方

九种心疼皆起于食，五劳七伤皆由于色，故治心疼以消食顺气清火，则无不效矣。

延胡 一钱　赤芍 一钱　白芍 一钱　生五灵 五分　生蒲黄 五分　神曲 五分，炒　麦芽 五分，炒　山楂 五分　宿砂 五分，研，炒　黄芩 一钱　栀子 一钱，炒黑　桔梗 五分　枳壳 五分　青皮 五分　香附 五分　木通 五分　大黄 一分。若下泻者，不用，入苍术、陈皮、厚朴、猪苓、泽泻各五分，止泻

姜三片，水煎服，不拘时服，捞渣，除根。

有心疼吐虫，服加使君子二个，火内烧熟，剥下皮，入药内，煎好药，先食仁一个，服药，捞渣，再食仁一个，虫即下矣。

又有冷心疼，去二芍、黄芩、栀子、大黄，加添干姜二钱，炒煳、吴茱萸 五分、草蔻 一钱，炒黑，留黄仁，碾。

又有肚疼与心疼，则方但分上下左右，则效。若疼在胸膈以上，枳壳、桔梗至一钱；若疼在左者，加柴胡七分、薄荷五分、川芎五分、青皮一钱，临服入醋一杯，药即行在左矣；若疼在右、在中者，用本方；在小腹下者，青皮、山楂俱加一钱。

二神丸 （抄自《医宗金鉴·外科心法要诀·卷二·溃疡主治类方》）

治脾肾虚弱，饮食不消，黎明溏泻者，服之有效。

肉果 二两，面包煨，肥大者，捣去油　补骨脂 四两，微炒香

二味共为细末，用枣四十九枚、老生姜四两，切片，水浸，煮烂，至水干为度，取枣肉，为丸，梧桐子大。每夜半，用清米汤送下七十丸，治肾泻、脾泻，甚效。

补【方歌】二神丸治脾肾弱，饮食不化泻黎明，肉果补脾骨脂肾，生姜煮枣肉丸成。

治水泻，一服立止。白芍，为末，研极细。每服一钱，黄酒送下，立止。

治水泻，用乌梅 三个，去核、车前 五钱，炒黑，水煎服。

治痢疾，用木香、厚朴、大黄，等分为末，白水送下一钱。

七、血症方

正堂孙失血方

生地 二钱　归身 一钱　天冬 一钱，去心　麦冬 一钱，去心　白芍 一钱，炒　黄芩 一钱　柏叶 一钱　沙参 一钱　枳壳 一分　松烟墨 三分

茅根汁、藕节为引，水煎，加阿胶一钱。如再吐血，二服可愈。

治吐血方（方出《验方新编·卷三·劳伤吐血·吐血治法》）

白及，苦辛而平，性涩而收，得秋金之令，入肺止吐血。试吐血法：吐水中，浮者，肺血也；沉者，肝血也；半浮半沉者，此乃心血也。以羊心、肝、肺，和白及末，日日服之，即愈。

羚羊清肺散 [抄自《外科大成·卷三·分治部下（小疵）·鼻部》]

治衄血，及吐血、咳血。

羚羊角一钱　银柴胡一钱　黄连一钱　玄参一钱　石膏一钱　地骨皮一钱　栀子一钱　归身一钱　白芍一钱　川芎一钱　生地一钱　蒲黄一钱　芦荟五分　甘草五分　藕节三个

用白茅根四两，捣烂，入水一碗，和，绞去渣，取茅根汁一碗，入药煎七分，加童便一盅，食后服。

治血逆行，从鼻口出者，面色发红，服之效。花蕊石，醋煅，为末。每服三钱，黄酒引，一服即愈。

治人忽然暴吐鲜血不止，用蒜捣如泥，和附子末，敷足心，引火归原。如无药，用热水浸二足，亦效。

治大渴饮水方。无论男女皆效。知母三钱，蜜炙、石膏三钱，煅，水煎服之，即愈。

八、内科杂症方

治黄病方

茵陈 四两　黑矾 一两　黑糖 一两　蜜 二两　鸡蛋清 四个　枣穰 四两，去皮、核

大麦面为丸，不拘多少，和稠为丸即可。每服五钱，白开水送下，一料可愈。多者，再服一料，必愈。

治黄疸病，浑身、眼珠俱黄，用茵陈煎茶，时时服之，五日全愈。

治痰迷心窍。用熟大黄、黄芩（各四两）、礞石 五钱，火煅、牙皂 五钱、麝香 五分，俱为细末，水为丸，桐子大。每服二钱，白水送下。

治羊羔风。青黛 二钱、血竭 二钱、朱砂 三钱、牛黄 三分，共为细末，黑狗血为丸，桐子大。遇昏迷将醒时，黄酒送下，三服除根。

治白浊方①

荔枝 一个，去穰，焙焦黄　红高粱花 二钱，炒黄

共为末，酒送下，用黄酒，作二次服。

治白浊方②

白芷 三钱　棕灰 三钱　乌龙尾 五钱，即房上秫秸襻　淡竹叶 三片　灯心 二十寸

水煎服。

通神散（方出《万病回春》）

治小便不通或出血。

儿茶 一钱

萹蓄煎汤送下，即通。

治疝气方

二次即愈。

小茴香 二钱，炒黄　高粱花 二钱，炒黄

共为末，每服二钱，黄酒送下，即愈。

治百风方

诸风皆效。

胡椒 十个　黑豆 七个　艾尖 七个　葱胡 三个　官粉 小枣大一块　生姜 小枣大一块　蜜脾 如中碗大一块

用铺青布包住，放青石板上，槌浓，作成一丸；再用铺青布包好，放手心搦住，再用带缠住手，候遍身出汗，即愈。避风三日，诸物不忌无妨，神效。

治发疟神效方

常山 一钱，酒炒　草果仁 五分，去壳　香附 一钱，酒炒　青皮 一钱，醋炒　神曲 二钱　半夏曲 一钱，姜炒

共为细末，米粥调服，出面向东南服之。轻者一剂，重者二剂，全愈。

治发疟方

效验。

常山 四钱，酒炒　山楂 三钱　柴胡 三钱　槟榔 二钱　乌梅 二个　草果 一钱半，炒，研　青皮 二钱　黄芩 二钱　大黄 三钱　甘草 一钱

酒一盅，煎，露一宿，温服。小儿减半用。

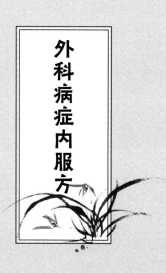

外科病症内服方

一、痈疽疗疮方

通治方

保安万灵丹（抄自《医宗金鉴·外科心法要诀·卷二·肿疡主治类方》）

治痈疽、疗毒、对口，一切诸症，俱可服之。

茅山苍术 八两　麻黄　羌活　荆芥　防风　细辛　川乌 汤泡，去皮　草乌 汤泡，去皮　川芎　石斛　全蝎　当归　甘草　天麻　何首乌（各一两）雄黄 六钱

上十六味，为细末，炼蜜为丸，重三钱，朱砂为衣。葱汤送下一丸，盖被出汗，候汗自落，不可露风。若无表里相兼之症，不必发散，只用热酒化服可耳。视年老壮、病势缓急，斟酌用之。

补【方歌】万灵丹治诸痹病，此药犹能治肿疡，发表毒邪从汗解，通行经络效非常。麻黄羌活荆防细，川草乌芎石斛苍，全蝎当归甘草等，天麻何首共雄黄。

仙方活命饮（抄自《医宗金鉴·外科心法要诀·卷二·肿疡主治类方》）

治一切痈疽，不论阴阳疮毒，未生者即消，已成者即溃，化脓生肌，散瘀消肿，乃疮痈之圣药，诚外科之首方也，故名之曰"仙方活命饮"。七日以前服之。

穿山甲 三大片，炒　皂刺 五分　归尾 一钱五分　甘草节 一钱　花粉 一钱　金银花 一钱　乳香 五分，去油　没药 五分，去油　赤芍药 五分　防风 七分　贝母 一钱　白芷 一钱　陈皮 一钱五分

好酒煎服。

补【方歌】仙方活命饮平剂，疮毒痈疽俱可医，未成即消疼肿去，已成脓化立生肌。穿山皂刺当归尾，草节金银赤芍宜，乳没天花防贝芷，陈皮好酒共煎之。

神授卫生汤（抄自《医宗金鉴·外科心法要诀·卷二·肿疡主治类方》）

治痈疽发背，疔疮对口，一切丹瘤恶毒诸证，服之，宣热散风，活血行瘀，消肿解毒，疏通脏腑，乃表里两实之剂，功效甚速。七日以前用之。

皂刺 一钱　防风 六分　羌活 八分　白芷 六分　山甲 六

分　连翘 六分　归尾 一钱　乳香 五分　沉香 六分　银花 一钱　石决明 六分　天花粉 一钱　甘草节 一钱　红花 六分　大黄 二钱，酒拌炒

水煎服。病在上，先饮酒一杯；在下，先服药，后饮酒一杯。若气虚便利者，不用大黄。

补【方歌】神授卫生表里剂，痈疽诸疮恶毒良，行瘀活血兼消肿，表里疏通实剂方。皂刺防风羌芷甲，连翘归尾乳沉香，金银石决天花粉，甘草红花共大黄。

蟾酥丸① [抄自《医宗金鉴·外科心法要诀·卷十二·发无定处上·疔疮》]

蟾酥 二钱，酒化　轻粉 五分　铜绿　枯矾　胆矾　寒水石 煅　乳香　没药　麝香（各一钱）朱砂 三钱　雄黄 二钱　蜗牛 二十一个

以上各为末，称准，于五月初五日午时，在净室中，先将蜗牛研烂，同蟾酥和，研稠黏，方入各药，研捣极匀，丸如绿豆大。每服三丸。研面，上疮，亦可。

补【方歌】蟾酥丸治诸疔毒，初起恶疮皆可逐，外用化腐又消坚，内服驱毒发汗速。朱砂轻粉麝雄黄，铜绿枯矾寒水入，胆矾乳没共蜗牛，丸如绿豆葱酒服。

蟾酥丸② （抄自《外科大成·卷四·不分部位大毒·内痈总论》）

治疗疮、发背、脑疽、乳痈、附骨、臀腿等疽，一切恶症，及疮不痛，或麻木，或呕吐，甚则昏愦。此药服之，不起发者即起发，不痛者即痛，痛甚者即止，昏愦者即苏，呕吐者即解，未成者即消，已成者即溃，真有回生之功，乃恶症中之宝丹也。

蟾酥 二钱，酒化　轻粉 五分，炒　枯矾 一钱　寒水石 一钱，煅　铜绿 一钱　胆矾 一钱　乳香 一钱　没药 一钱　麝香 一钱　雄黄 二钱　朱砂 三钱　蜗牛 二十一个

上为末，称准，于端午日午时，在净室中，先将蜗牛研烂，再同蟾酥和研稠黏，方入各药末，共捣极匀，丸如绿豆大。每用三丸，葱白五寸，患者自嚼烂，吐于男左女右手心，包药在内，用无灰热酒一茶盅送下，盖被，如人行五六里出汗为度。甚者，再进一服。修合时，忌妇人、鸡犬等见之。治牙痛，绵裹一粒，咬痛牙上，其痛立止。甚者，用真蟾酥麦粒大一块，咬之，更验，然痛牙即爆落如手取。

蟾酥丸③

蟾酥 二钱　雄黄 二钱　蜗牛 三十个　枯矾 一钱　胆矾 五分　轻粉 五分　乳香 二钱，去油，研　没药 二钱，去油，研　麝香 一钱　冰片 五分

共为细末，为丸，听用。

治发背、疔毒、脑疽、乳痈、附骨、臀腿等症，一切恶症，及疮不疼，或麻木，或呕吐，甚则昏愦。此药服之，不起发者即起发，不疼者即疼，疼甚者即止，昏愦者即苏，呕吐者即解，未成者即消，已成者即溃，真有回生之功，为疮症中之宝丹也。

蟾酥散 (抄自《医宗金鉴·外科心法要诀·卷二·麻药类方》)

此散治一切肿毒等疮，服之，开针不痛。

蟾酥 一钱　半夏 六分　闹羊花 六分　胡椒 一钱八分　川椒 一钱八分　荜茇 一钱　川乌 一钱八分

共为细末，每服半分，黄酒调服。如欲大开，加白酒药一丸。

补【方歌】蟾酥散是麻人药，开针不痛用蟾酥，荜茇闹羊生半夏，胡椒川椒与川乌。

壶公妙剂散 (抄自《外科大成·卷四·不分部位小疵·无名肿毒》)

一切诸毒，乳痈，便毒，筋骨疼痛，不问新久，皆神验。

穿山甲 土炒　葫芦巴　槐花　黑丑 头末　当归（等分）

上为末，每服五钱，温酒调成块，挑入口内，随用温酒送下，随饮几杯，以助药力。

复元通气散 (抄自《外科大成·卷一·主治方·肿疡主治方附余》)

治乳痈、腹痛、便毒、耳痛、耳聋等症，皆由毒气滞塞不通故耳，服之气通毒散。

青皮 四两　陈皮 四两　栝蒌仁 二两　山甲 二两　银花 一两　连翘 一两　甘草 三两，半生半熟

上研细末，每服二钱，黄酒调下。

内消散 (抄自《医宗金鉴·外科心法要诀·卷二·肿疡主治类方》)

治痈疽发背，对口疔疮，乳痈，无名肿毒，一切恶疮，能令痈肿内消，使毒内化，尿色赤污，从小便而出。势大

者，虽不全愈，亦可转重为轻，移深居浅。七日以前用之。

知母 一钱　贝母 一钱　花粉 一钱　乳香 一钱，去油　半夏 一钱，制　白及 一钱　山甲 一钱，炒　皂刺 一钱　银花 一钱

上九味，水、酒各一碗，煎八分，随病上下，食前后服之。留药渣捣烂，加秋芙蓉叶一两，研末，再加蜜五匙，用渣调敷疮上，一宿自消。重者可再用一服。

补【方歌】内消散用化诸毒，毒化从尿色变行，知贝天花乳夏及，穿山角刺共金银，药渣捣和芙蓉叶，白蜜调敷毒即平。

化疗内消散 [抄自《医宗金鉴·外科心法要诀·卷十二·发无定处（上）·疔疮》]

知母　贝母 去心，研　穿山甲 炒，研　蚤休　白及　乳香　花粉　皂刺　银花　当归　赤芍　甘草（各一钱）

酒、水各一盅，煎一盅，去渣，量病上下服之。疔症毒轻服更佳。

补【方歌】化疗内消知贝甲，蚤休及乳草天花，皂刺银花归芍酒，疔证毒轻服更嘉。

托里诸方

托里散 (抄自《医宗金鉴·外科心法要诀·卷七·腹部·幽痈》)

治诸疮，肿甚焮疼，煎服。

皂刺　金银花　黄芩　牡蛎 煅　当归　赤芍　花粉　连翘 去心　朴硝　大黄（各等分）

共研粗末，每用五钱，酒、水各一盅，煎八分，去渣，服。

补【方歌】托里散医诸疮毒，肿甚焮疼煎服消，皂刺银花芩牡蛎，归芍硝黄花粉翘。

托里排脓汤 (抄自《医宗金鉴·外科心法要诀·卷四·项部·鱼尾毒》)

当归 一钱　白芍 一钱，酒炒　白术 一钱，土炒　人参 一钱　茯苓 一钱　连翘 一钱，去心　金银花 一钱　浙贝母 一钱，去心　生黄芪 二钱　陈皮 八分　肉桂 六分　甘草 四分

姜一片，水三盅，煎一盅，食远温服。若在胸之上，加桔梗一钱；在下部，加牛膝八分；在项之上，加白芷五分。

补【方歌】托里排脓治溃疮，排脓消肿实称强，归芍四君翘桂芷，银芪贝桔膝陈良。

透脓散 *（抄自《医宗金鉴·外科心法要诀·卷二·肿疡主治类方》）*

治痈疽诸毒，内脓已成，不敢穿破者，服之即溃破毒出。

生黄芪 四钱　穿山甲 一钱　川芎 三钱　当归 二钱　皂角刺 一钱五分

上五味药，水煎服。疮在上，先饮酒一杯，后服药；在下，先服药，后饮酒一杯；在中，酒入药内服。

补【方歌】透脓散治脓已成，不能溃破剂之平，用此可代针泻毒，角刺归芪山甲芎。

托里消毒散 *（抄自《医宗金鉴·外科心法要诀·卷二·肿疡主治类方》）*

治痈疽已成，内溃迟滞者，因气血不足，不能助其腐化也。宜服此药托之，令其速溃，则腐肉易脱，而新肉自生矣。

皂刺 五分　银花 一钱　甘草 五分　桔梗 五分　白芷 五分　川芎 一钱　生黄芪 一钱　当归 一钱　白芍 一钱　白术 一钱　人参 一钱　茯苓 一钱

水煎，食远服。

补【方歌】托里消毒助气血，补正脱腐肌易生，皂角银花甘桔芷，芎芪归芍术参苓。

神功内托散 （抄自《医宗金鉴·外科心法要诀·卷二·肿疡主治类方》）

治痈疽、脑项发等疮，日久不肿不高，不能腐溃，脉细身凉，宜服此温补托里之剂，以助气血也。

归身 二钱　人参 一钱五分　附子 一钱，制　川芎 一钱　黄芪 一钱　白术 一钱五分，土炒　白芍 一钱，炒　木香 五分，研　山甲 八分，炒　甘草 五分，炙　陈皮 一钱　白茯苓 一钱

煨姜三片、大枣二枚，水煎，食远服。

补【方歌】神功内托阴毒证，不肿不高不溃疼，参附芎归芪术芍，木香山甲草陈苓。

内托黄芪散 （抄自《医宗金鉴·外科心法要诀·卷四·背部·中搭手》）

治疡虚，托里，诸疮用最宜。

当归　白芍 炒　川芎　白术 土炒　陈皮　穿山甲 炒，研　皂刺　黄芪（各一钱）　槟榔 三分　紫肉桂 五分

水二盅，煎八分，食前服。

补【方歌】内托黄芪治疡虚，托里诸疮用最宜，归芍芎术陈皮桂，山甲槟榔皂刺芪。

乳香黄芪散（抄自《医宗金鉴·外科心法要诀·卷二·肿疡主治类方》）

治痈疽发背，诸毒疔疮，疼痛不可忍者，乃气虚不胜毒之故也。服之，未成即消，已成即溃，不用刀砭，恶肉自脱。并治打扑损伤，筋骨疼痛之症。

当归 一钱　白芍 一钱，炒　人参 一钱　生黄芪 一钱　川芎 一钱　熟地 一钱　乳香 五分　没药 五分　陈皮 一钱　粟壳 一钱，去筋膜，蜜炙　甘草节 一钱

水二盅，煎八分，量病上下，食前后服之。

补【方歌】乳香黄芪治气弱，痈疽诸毒痛难当，未成即消已成溃，归芍参芪芎地黄，乳没粟陈甘草节，更医打扑筋骨伤。

托里透脓汤（抄自《医宗金鉴·外科心法要诀·卷三·头部·侵脑疽》）

托里透脓治痈疽，已成未溃用之宜。

人参 一钱　白术 一钱，土炒　穿山甲 一钱，炒，研　白芷 一钱　升麻 五分　甘草节 五分　当归 二钱　生黄芪 三钱　皂角刺 一钱五分　青皮 五分

水煎服。在上，先饮酒一杯；在下，后饮酒一杯；在中，酒入药内。

补【方歌】托里透脓治痈疽，已成未溃服之宜，参术甲芷升麻草，当归黄芪刺青皮。

护心诸方

护心散 [抄自《外科大成·卷二·分治部上（痈疽）·面部》]

雄黄 三钱　珍珠 二钱　血竭 一钱　乳香 一钱　没药 一钱　儿茶 一钱　象皮 一钱　龙骨 一钱　赤石脂 一钱，煅　麝香 五分　冰片 五分

共为细末，听用。又于蒸洗时服三五分，立能止痛。

内固清心散（抄自《医宗金鉴·外科心法要诀·卷二·肿疡主治类方》）

治痈疽发背，对口疔疮，热甚焮痛，烦躁饮冷。其人内弱，服之，预防毒气内攻于心也。

绿豆粉 二两　人参 二钱　冰片 一钱　雄黄 二钱　朱砂 二钱　白豆蔻 二钱　玄明粉 二钱　茯苓 二钱　甘草 二钱　乳香 二钱，去油

上十味，为细末。每服一钱五分，蜜汤调下，不拘时服。

补【方歌】内固清心防毒攻，内弱毒气入心中，焮痛热甚兼饮冷，豆粉人参冰片雄，朱砂白蔻玄明粉，茯苓甘草乳香同。

琥珀蜡矾丸 （抄自《医宗金鉴·外科心法要诀·卷二·肿疡主治类方》）

治痈疽、发背，疮形已成，而脓未成之际，其人即不虚弱，恐毒气不能外出，内攻于里，预服此丸，护膜护心，亦且和血解毒。毒甚者，早晚服，其功最速。

黄蜡 一两　白矾 一两二钱，研细　雄黄 一钱二分，研细　琥珀 一钱，另研极细　朱砂 一钱，研细　白蜜 二钱

先将蜜、蜡入铜杓内溶化，离火片时，候蜡四边稍凝，方将药末入内，搅匀，共成一块，将药火上微烘，急作小丸，如绿豆大，朱砂为衣，瓷罐收贮。每服二三十丸，食后，白汤送下。

补【方歌】琥珀蜡矾治痈毒，未出脓时平剂佳，预服护膜能解毒，蜡矾雄珀蜜朱砂。

补虚扶正方

四君子汤（自本方至八仙糕，计28方，完整抄自《医宗金鉴·外科心法要诀·卷二·溃疡主治类方》）

人参　茯苓　白术（各二钱）土炒　甘草 一钱

姜三片、枣二枚，水煎服。

四物汤

川芎 一钱五分　当归 三钱，酒洗　白芍 二钱，炒　地黄 三钱

水煎服。

八珍汤

人参 一钱　茯苓 一钱　白术 一钱五分　甘草 炙，五分　川芎 一钱　当归 一钱　白芍 一钱，炒　地黄 一钱

水煎服。

十全大补汤①

于八珍汤内，加黄芪、肉桂，水煎服。

人参养荣汤

于十全大补汤内，去川芎，加陈皮、远志、五味子，水煎服。

内补黄芪汤①

于十全大补汤内，去白术，加远志、麦门冬，水煎服。

内补黄芪汤②

治诸疮已破，虚弱无力，体倦懒言，精神短少，饮食无味，自汗口干，不睡。

人参 一钱　黄芪 一钱　茯苓 一钱　川芎 一钱　归身 一钱　白芍 一钱　熟地 一钱　肉桂 一钱　麦门冬 一钱　远志 一钱　甘草 五分

姜三片、大枣二枚为引，水煎，食远服。

四君子汤，补气不足者也；四物汤，补血不足者也；八珍汤，双补血气不足者也；十全大补汤，大补气血诸不足者也。人参养荣汤，去川芎者，因面黄血少；加陈皮以行气之滞，五味子以收敛气血，远志以生心血也。内补黄芪汤，治溃疡口干，去白术者，避其燥，能亡津也；加远志、麦冬者，以生血生津也；如痛者，加乳香、没药以定痛；硬者，加穿山甲、皂角刺以消硬也。以上诸方，凡痈疽溃后诸虚者，悉准于此，当随症酌用之。

【方歌】四君参苓白术草，四五归芎芍地黄，二方双补八珍是，更加芪桂十补汤，荣去芎加陈远味，内去术加远冬良，痛甚乳没硬穿皂，溃后诸虚斟酌方。

异功散

人参 二钱　白术 二钱，土炒　茯苓 一钱　甘草 五分，炙　陈皮 五分

姜三片、枣二枚，煎服。

理中汤

人参 二钱　白术 二钱，土炒　干姜 一钱　甘草 五分，炙

水煎服。

六君子汤

人参 二钱　白术 三钱，土炒　茯苓 一钱　甘草 一钱，炙　陈皮 一钱　半夏 一钱五分，制

姜三片、枣二枚，煎服。

香砂六君子汤

人参 一钱　白术 二钱，土炒　茯苓 一钱　甘草 五分，炙　藿香 一钱，或木香　陈皮 一钱　半夏 一钱五分，制　砂仁 五分

姜三片，水煎服。

四君子汤加陈皮，名异功散，溃后脾虚气滞者宜之，四君子汤减茯苓，加干姜，名理中汤，溃后脾虚寒滞者宜之。盖气虚则阳虚，阳虚生寒，故于补气药中，加温热之味也。四君子汤加陈皮、半夏，名六君子汤，溃后气虚有痰者宜之；六君子汤加藿香（或木香）、砂仁，名香砂六君子汤，溃后胃虚痰饮呕吐者宜之。无痰饮，气虚呕逆甚者，加丁香、沉香；溃后气虚有寒，加肉桂、附子；溃后泻者，加诃子、肉豆蔻；肠滑不固，加罂粟壳；食少咳嗽者，加桔梗、麦冬、五味子；渴者，加干葛；伤食，脾胃虚弱，加山楂、神曲、谷芽（或麦芽）。此皆溃后气不足者，以四君子汤为主，随证加减也。

【方歌】四君加陈异功散，理中减苓加干姜，有痰陈半六君子，呕吐砂仁木藿香，逆下丁沉寒桂附，泻加诃蔻粟滑肠，咳桔冬味渴加葛，伤食楂曲谷麦良。

托里定痛汤

于四物汤内，加肉桂、乳香、没药、粟壳，水煎服。

圣愈汤

于四物汤内，加柴胡、人参、黄芪，水煎服。

柴胡四物汤

于四物汤内，加柴胡、人参、黄芩、半夏、甘草，水煎服。

地骨皮饮

于四物汤内，加丹皮、地骨皮。

知柏四物汤

于四物汤内，加知母、黄柏。

三黄四物汤

于四物汤内，加黄连、黄芩、黄柏。

托里定痛汤，溃后血虚疼痛者宜之；圣愈汤，溃后血虚内热，心烦气少者宜之；柴胡四物汤，溃后血虚有寒热者宜之；地骨皮饮，溃后不寒者宜之；知柏四物汤，溃后五脏阴火骨蒸者宜之；三黄四物汤，溃后六腑阳火烦热者宜之。盖血虚则阴虚，阴虚生热，故补血药中多加寒凉之味也。此皆溃后血不足者，以四物汤为主，随证加减也。

【方歌】四物加桂乳没粟，托里定痛功效奇。圣愈四物参芪入，血虚血热最相宜，血虚寒热小柴合，惟热加丹地骨皮，阳火烦热三黄合，阴火骨蒸加知柏。

补中益气汤①

治疮疡元气不足，四肢倦怠，口干时热，饮食无味，脉洪大无力，心烦气怯者，俱宜服之。

人参 一钱　当归 一钱　生黄芪 二钱　白术 一钱,土炒　升麻 三分　柴胡 三分　甘草 一钱,炙　麦冬 一钱,去心　五味子 五分,研　陈皮 五分

姜三片、枣二枚，水二盅，煎一盅，空心热服。

人参黄芪汤

治溃疡虚热，不睡少食，或寒湿相凝作痛者，效。

即前方去柴胡，加神曲 五分,炒、苍术 五分,炒、黄柏 五分,炒。

【方歌】补中益气加麦味，溃后见证同内伤，参芪归

术升柴草，麦味陈皮引枣姜，人参黄芪寒湿热，加曲苍柏减柴良。

独参汤

此汤治溃疡脓水出多，元气虚馁，外无邪气，自汗脉虚者，宜服之。

人参 二两

水二盅，枣十枚，或莲肉、元眼肉煎好，徐徐服之。若煎至稠厚，即成膏矣，作三次用，醇酒热化服之，亦可。

【方歌】脓水过多元气馁，不生他恙独参宜，徐徐代饮无穷妙，枣莲元肉共煎之。

温胃饮

治痈疽，脾胃虚弱，或内伤生冷，外感寒邪，致生呃逆、中脘疼痛、呕吐清水等证。

人参 一钱　白术 二钱，土炒　干姜 一钱，炮　甘草 一钱　丁香 五分　沉香 一钱　柿蒂 十四个　吴萸 七分，酒洗　附子 一钱，制

水三盅，姜三片、枣二枚，煎八分，不拘时服。

【方歌】温胃饮治寒呃逆，内伤外感胃寒生，理中加丁沉柿蒂，寒盛吴萸附子宁。

橘皮竹茹汤

治溃疡，胃火上逆气冲，以致时时呃逆，身热烦渴，口干唇焦，此热呃也，服之有效。

橘红 二钱　竹茹 三钱　生姜 一钱　柿蒂 七个　人参 一钱　黄连 一钱

水煎，空心服。

【方歌】橘皮竹茹热呃逆，胃火气逆上冲行，橘红竹茹姜柿蒂，虚加参补热连清。

胃爱丸

治溃疡，脾胃虚弱，诸味不喜者，宜服此方，助脾气，开胃口，而饮食自进矣。

人参 一两　山药 一两，肥大上白者，切片，男乳拌令，透，晒后微炒　建莲肉 五分，去皮、心　白豆蔻 三钱　小紫苏 五钱，蜜拌晒干，微蒸片时，连梗、叶切片　陈皮 六钱。用陈老米，先炒黄色，方入同炒，微燥勿焦　甘草 三钱，炙　云片白术 一两，鲜白者，米泔浸，去涩水，切片，晒干，同麦芽拌炒　上白茯苓 一两，切一分厚咀片，用砂仁二钱，同茯苓合碗内，饭上蒸熟

上九味，共为细末，用老米二合，微焙，碾粉，泡荷叶熬汤，打糊，丸梧桐子大。每服八十丸，清米汤送下，不拘时服。

【方歌】不思饮食宜胃爱，开胃扶脾效若仙，异功山药苏梗叶，建莲白蔻米糊丸。

清震汤

治溃疡，脾肾虚弱，或误伤生冷，或气恼劳役，或病后入房太早，以致寒邪乘入中脘，乃生呃逆，急服之。

人参 一钱　益智仁 一钱　半夏 一钱，制　泽泻 三分　香附 一钱　陈皮 一钱　白茯苓 一钱　附子 一钱，制　炙甘草 一钱　柿蒂 二十四个

水煎服。

【方歌】清震汤治肾家寒，人参益智半夏攒，泽泻香附陈茯苓，附子甘草柿蒂煎。

二神丸

此丸治痈疽，脾肾虚弱，饮食不消，黎明溏泄者，服之有效。

肉果 二两，面裹煨肥大者，捣，去油　补骨脂 四两，微炒香

共为细末，用枣四十九枚、老生姜四两，切片，水浸枣、姜，煮至水干为度，取枣肉为丸，桐子大。每夜半，用清米汤送下七十丸。治肾泻、脾泻，甚效。

【方歌】二神丸治脾肾弱，饮食不化泻黎明，肉果补脾骨脂肾，生姜煮枣肉丸成。

加味地黄丸

治痈疽已溃，虚火上炎，口干作渴者，宜服之。

熟地 八两，九蒸，捣膏　山药 四两，炒　山萸肉 五两，去核　白茯苓 四两　牡丹皮 四两，酒洗　泽泻 三两，蒸　肉桂 六钱　五味子 三两，炒

共为末，炼蜜为丸，如梧桐子大。每服二钱，盐汤下。

【方歌】加味地黄劳伤肾，水衰津少渴良方，山萸山药丹苓泽，肉桂五味熟地黄。

参术膏

治痈疽发背等症，大溃脓后，血气大虚，急宜服此补之。

人参 半斤，切片，用水五大碗，砂锅慢火熬至三碗，将渣再煎汁一碗，共用密绢滤净，复熬稠厚，瓷碗内收贮，听用　云片白术 六两　怀庆熟地 六两（俱熬，同上法）

以上三膏各熬完毕，各用瓷罐盛之，入水中，待冷取起，密盖，勿令泄气。如患者精神短少，懒于言动，短气自汗者，以人参膏三匙、白术膏二匙、地黄膏一匙，俱用

无灰好酒一杯，炖热化服；如脾虚弱，饮食减少，或食不知味，或已食不化者，用白术膏三匙、人参膏二匙、地黄膏一匙，热酒化服；如患者腰膝酸软，腿脚无力，皮肤枯槁者，用地黄膏三匙、参术膏各二匙，化服；如气血脾胃相等，无偏胜负者，三膏每各二匙，热酒化服。此膏用于清晨及临睡时各进一次，自然强健精神，顿生气血，新肉易长，疮口易合。一切疮形危险，势大脓多者，服之，自无变症也。夏天炎热，恐膏易变，令作二次熬用亦好。愈后常服，能须发变黑，返老还少。以上诸方，功难及此。

补【方歌】参术膏治大脓后，血气双补此方宗，人参白术同熟地，熬成膏服有奇功。

八仙糕

治痈疽，脾胃虚弱，食少呕泄，精神短少，饮食无味，食不作饥；及平常无病人服之，能健脾胃。

山药 六两　人参 六两　粳米 七升　糯米 七升　白蜜 一斤　白糖霜 二两半　莲肉 六两　芡实 六两　白茯苓 六两

上将山药、人参、莲肉、芡实、茯苓五味药，各为细末，再将粳、糯米为粉，与上药末和匀，将白糖入蜜汤中炖化，随将粉药乘热和匀，摊铺笼内，切成条，或蒸熟，火上烘干，瓷器收贮。每日清晨用白汤泡数条，或干用亦可。临时随用，服至百日，启脾壮胃，功难尽述。

【方歌】八仙糕用健脾胃，食少呕泄服之灵，山药人参粳糯米，蜜糖莲芡白云苓。

收功万全汤 （方出《寿世保元》）

治疮以破后，脓血出多，阴阳两虚，此药有起死回生之功。脓血出后，毒气已尽，气血虚弱，不生肌肉，不敛口，脓清，欲变他症，服之。

黄芪 二钱五分，蜜炙 人参 一钱 白术 一钱，土炒，去芦 白茯苓 一钱，去皮 当归 一钱五分 川芎 七分 白芍 七分，酒炒 熟地 一钱 官桂 三分 白芷 三分 甘草 三分 防风 五分 陈皮 五分

姜三片，水煎服。渴，加麦冬、五味子；烦躁，加生地、麦冬；有痰，加姜制半夏；泻，加姜炒厚朴；小便不利，加泽泻。

内托安神散 ［抄自《医宗金鉴·外科心法要诀·卷十二·发无定处（上）·疔疮》］

治多惊悸，疔疮针后元气虚。

人参 麦门冬 去心 茯神 黄芪 白术 土炒 玄参 陈皮（各一钱） 石菖蒲 甘草 酸枣仁 炒，研 远志 去心 五味子 研（各五分）

水二盅，煎八分，临服入朱砂末三分，和匀，食远服。

补【方歌】内托安神多惊悸，疔疮针后元气虚，参麦茯菖芪术草，玄参枣远味陈皮。

竹叶黄芪汤（抄自《医宗金鉴·外科心法要诀·卷二·肿疡主治类方》）

治痈疽发背，诸般疔毒，表里不实，热甚，口中干，大渴者，服之，生津止渴。

人参 八分　生黄芪 八分　石膏 八分，煅　半夏 八分，制　麦冬 八分　生地 二钱　白芍 八分　甘草 八分　川芎 八分　当归 八分　竹叶 十片　黄芩 八分

姜三片、灯心二十根，水煎，食远温服。七日以前用之。

补【方歌】竹叶黄芪口干渴，清热补正助生津，参芪膏夏麦冬地，芍草芎归竹叶芩。

十全大补汤②

治长疮，气血不足之人用之。若结肿未成脓者，宜加陈皮、香附、半夏、连翘，服之自消。

人参 一钱　黄芪 一钱　白术 一钱，土炒　当归 一钱　白芍 一钱，酒炒　川芎 一钱　熟地 一钱　茯苓 一钱　肉桂 一钱

炙草 五分

生姜三片、大枣二枚，食前煎服。

补中益气汤②

治疮疡元气不足，四肢倦怠，口干时热，饮食无味，脉洪大无力，心烦气怯者，俱宜服之。

人参 一钱　当归 一钱　生黄芪 二钱　白术 一钱，土炒　升麻 三分　柴胡 三分　甘草 一钱，炙　麦门冬 一钱，去心　五味子 五分，研　陈皮 五分

上十味，水二盅，姜三片、枣二枚，煎八分，空心热服。

前二方，十全大补汤、补中益气汤，□□。

脓出反疼，倍参、芪、地；不应，加乳香。

肌肉生迟，加白芍、官桂。

疮不敛，血虚，加生地。

渴饮冷，加连翘、栀子、麦冬、五味；热甚，加黄连。

肉黯不敛，阳气虚寒也，倍人参、肉桂，加白蔹、□□。

赤晕不敛，及长紫色，余毒未退也，加二花、连翘、防风、白芷，去肉桂。

疮口□□，□□所触也，加防风、二花、白芷；疼加乳

香、没药去油。

漫肿不疼，或死肉不敛，脾气虚□□□□□当归。

肉白脓少，不敛，阳气虚也，去白芍，加炮姜。

脓多不□□□□。肉淡白不敛，新肉生迟，漫肿，虚极也，去白芍，加牛膝、皮胶。

饮□□□不敛，胃气虚也，加木香、陈皮、砂仁。

脓少而带赤，血虚也，去肉桂，加丹皮，倍当归、熟地。

饮食难化，不敛，脾气虚也，加炮姜、陈皮。

饮食作渴，热毒也，加赤小豆、知母、花粉。

茎中疼，小便不利，精肉败也，去肉桂，加山萸肉、山药、□□。

寝寐出汗，肾□□，加五味子。饮食出汗，加五味子、麦冬。睡后觉饱，盗汗，□□也，加半夏、陈皮。

头疼，加葛根、五味。心胸痞闷，去升麻、柴胡，加枳实、黄连。有痰，加贝母、前胡、半夏。心志不宁，加茯神、远志、枣仁、菖蒲、柏子仁。泄泻，加猪苓、泽泻。口舌干，烦躁，心、脾二经有火也，加黄连、栀子。伤食，加神曲、麦芽、山楂、枳实。虚火上炎，加玄参、知母、黄柏。口干，加麦冬。梦遗，加牡蛎、龙骨。感冒，加防风、白芷、羌活。下部无力，加牛膝、木瓜、防己、杜仲。

身热，加□□□□香、生姜。寒热，加柴胡、地骨皮。溃后一切不可服□□。

祛火解毒方

梅花点舌丹（抄自《疡医大全·卷七·痈疽肿疡门主方》）

疔毒、恶疮、痈疽等症初起，一服即散，已成即溃。

白梅花 一钱二分，阴干　冰片　犀牛黄　蟾酥　熊胆（各一钱）珍珠　麝香（各六分）朱砂　硼砂　葶苈　乳香 去油　没药 去油　沉香　血竭　雄黄（各二钱）

糯米糊成锭，阴干，为末；蟾酥，酒化开；丸桐子大，金箔为衣。

五味消毒饮 [抄自《医宗金鉴·外科心法要诀·卷十二·发无定处（上）·疔疮》]

能疗诸疔，发汗良。

金银花 三钱　野菊花 一钱二分　蒲公英 一钱二分　紫花地丁 一钱二分　紫背天葵子 一钱二分

水二盅，煎八分，加无灰酒半盅，再滚二三沸时，热服，渣如法再煎服，被盖出汗为度。

补【方歌】五味消毒疗诸疔，银花野菊蒲公英，紫花地丁天葵子，煎加酒服发汗灵。

七星剑 [抄自《医宗金鉴·外科心法要诀·卷十二·发无定处（上）·疔疮》]

治疗毒走黄。

苍耳头　野菊花　豨莶草　地丁香　半枝莲（各三钱）麻黄 一钱　蚤休 二钱

黄酒一斤，煎至一碗，热服，出汗，即愈。

补【方歌】七星剑呕热兼寒，疔毒走黄昏愦添，麻黄苍耳菊豨莶，地丁香蚤半枝莲。

黄连消毒饮（抄自《医宗金鉴·外科心法要诀·卷三·头部·百会疽》）

清毒火，诸般火证服最良。服后最忌饮寒凉。

苏木 二分　甘草 三分　陈皮 二分　桔梗 五分　黄芩 五分　黄柏 五分　人参 三分　藁本 五分　防己 五分　防风 五分　知母 四分　羌活 一分　独活 四分　连翘 四分　黄连 一钱　生地 四分　黄芪 二钱　泽泻 二分　归尾 四分

水煎，食远温服。

补【方歌】黄连消毒清毒火，诸般火证服最良，苏木甘草陈皮桔，芩柏人参藁二防，知母羌活独活等，连翘黄连生地黄，黄芪泽泻当归尾，服后最忌饮寒凉。

解毒泻心汤 ［抄自《医宗金鉴·外科心法要诀·卷十四·发无定处（下）·火赤疮》］

治火赤疮，以风热盛者服之，外撒石珍散。

黄芩　黄连　牛蒡子 炒，研　知母　石膏　栀子 生　防风　玄参　荆芥　滑石（各一钱）　木通　甘草 生（各五分）　灯心 二十根

煎，食远服。

补【方歌】解毒泻心汤火赤，芩连牛蒡木通知。石膏栀子防风草，玄参荆芥与滑石。

补【石珍散】轻粉、石膏（各一两，煅），黄柏末、青黛（各三钱）。共研匀，先以甘草汤洗净疮处，再用此药撒之。

补【方歌】石珍散去火邪客，天疱泡撒自康泰，一两轻粉煅石膏，三钱黄柏加青黛。

内疏黄连汤 （抄自《医宗金鉴·外科心法要诀·卷二·肿疡主治类方》）

治痈疽阳毒在里，火热发狂，发热，二便秘涩，烦躁呕哕，舌干口渴饮冷等证，六脉沉数有力者，急宜服之，以除里热。七日以前用之。

山栀 一钱　连翘 一钱　薄荷 一钱　甘草 一钱　黄芩 一钱，炒

黄连 一钱,炒　桔梗 一钱　大黄 二钱　当归 一钱　白芍 一钱,
炒　木香 一钱,研　槟榔 一钱

水煎,食前服,加蜜二匙亦可。

补【方歌】内疏黄连泻里热,痈疮毒火阳盛狂,肿硬
发热二便秘,烦躁干呕渴饮凉,栀翘薄草芩连桔,大黄归
芍木槟榔。

解毒大青汤 [抄自《医宗金鉴·外科心法要诀·卷十二·发无定处（上）·疔疮》]

治疔疮误灸,毒内侵。

大青叶　木通　麦冬 去心　人中黄　栀子　桔梗　玄
参　知母　升麻　淡竹叶　石膏 (各一钱) 煅

水二盅,灯心二十根,煎八分,食远服。大便秘,加
大黄;闷乱,加烧人粪。

补【方歌】解毒大青通麦门,中黄栀子桔玄参,知升
竹叶石膏煅,疔疮误灸毒内侵。

痈疽五日之内消散方

方庄用过,效。

金银花 四钱　蒲公英 二钱　生甘草 二钱　当归 二钱　天花
粉 五分

水煎服，一剂即消，二剂全愈。金银花能消疮毒，甘草解毒，蒲公英散结逐邪，天花粉消肿圣药，当归活血。血不活，所以生疮，血活而疮自愈矣。

透散和解方

荆防败毒散 (抄自《医宗金鉴·外科心法要诀·卷四·项部·脑疽、偏脑疽》)

治脑疽初起，寒热往来，宜服。若里症，口唇焦紫，大渴，便燥，宜服内疏黄连汤。

荆芥 一钱 防风 一钱 羌活 一钱 独活 一钱 前胡 一钱 柴胡 一钱 桔梗 一钱 川芎 一钱 枳壳 一钱，麸炒 茯苓 一钱 人参 五分 甘草 五分

姜三片，水煎服，食远服。

补【方歌】荆防败毒治初疮，憎寒壮热汗出良，羌独前柴荆防桔，芎枳参苓甘草强。

羌活散 (抄自《医宗金鉴·外科心法要诀·卷八·手部·手发背》)

治手发背，除湿发汗把风追。次服内疏黄连汤清之，治法按肿疡门同。

羌活 二钱 当归 二钱，酒洗 独活 一钱五分 乌药 一钱五分 威灵仙 一钱五分 升麻 一钱 前胡 一钱 荆芥 一钱 桔梗 一钱

甘草 五分半　肉桂 三分

酒、水各一盅，煎，食远服。手心毒、虎口疽俱初服羌活散汗之，次服内疏黄连汤清之。有红丝，按疔治之；无红丝，按肿疡门治。

补【方歌】羌活散医手发背，除湿发汗把风追，升麻前独荆归草，乌药威灵桔桂随。

清热消风散（抄自《医宗金鉴·外科心法要诀·卷二·肿疡主治类方》）

治痈疽疮肿，已成未成之际，无表无里，故外不恶寒，内不便秘，惟红肿焮痛，高肿有头者，宜服此药以和解之也。

皂角刺 一钱　防风 五分　陈皮 一钱　连翘 一钱，去心　花粉 五分　柴胡 一钱　黄芩 五分　川芎 五分　白芍 五分　甘草 五分　当归 五分　黄芪 一钱　金银花 五分　苍术 一钱，炒　红花 一钱

上十五味，水煎，食远服。若妇女，还加香附良。若妇人，加香附子 一钱，童便炒。

补【方歌】清热消风无表里，痈疽诸毒和解方，皂刺防风陈翘粉，柴芩芎芍草芪当，银花苍术红花入，妇女还加香附良。

疗毒复生汤 [抄自《医宗金鉴·外科心法要诀·卷十二·发无定处（上）·疗疮》]

治疗毒走黄，头面肿浮，毒内伤。

金银花　栀子 生，研　地骨皮　牛蒡子 炒，研　连翘 去心　木通　牡蛎 煅　生军　皂刺　天花粉　没药　乳香（各八分）

酒、水各一盅，煎一盅，食远服。不能饮酒者，只用水煎，临服入酒一杯，和服，亦效。

补【方歌】疗毒复生欲走黄，头面肿浮毒内伤，银栀骨蒡翘通蛎，军刺天花没乳香。

犀角散（抄自《医宗金鉴·外科心法要诀·卷十一·足部·脚气疮》)

治脚气疮。

犀角屑　天麻　黄芪　枳壳 麸炒　白鲜皮　黄芩　防风　羌活　白蒺藜（各七钱五分）槟榔 一两　乌梢蛇 三钱，酒浸　甘草 五钱，炙

上为细末，每服八钱，水一盅半，生姜五片，煎一盅，去渣，不拘时，温服。外搽龙骨散。

补【方歌】犀角散医脚气疮，天麻芪枳白鲜榔，乌蛇芩草风羌活，蒺藜粗末引加姜。

阴疽恶疮方

一粒金丹 (抄自《医宗金鉴·外科心法要诀·卷四·背部·中搭手》)

木香 五分　乳香 五分　巴豆膏 一钱五分　沉香 五分

各为细末，和匀，用肥胶枣一个半，去皮、核，捣烂，和药末，为丸，如芡实大。每服一丸，用白滚水二口，即泻二次。遇胃气壮实，兼毒滞盛者，服药后连饮滚水三四口，即泻三四次。不可太过，毒滞泻尽，即以米饮补之。

【方歌】一粒金丹疗恶疮，实寒不渴便燥良，木乳沉香巴豆肉，枣肉为丸服即康。

回阳三建汤 (抄自《医宗金鉴·外科心法要诀·卷二·肿疡主治类方》)

治痈疽发背初起，不疼不肿，不红不热，坚如顽石，硬若牛皮，体倦身凉，脉息迟细，色似土朱，粟顶多孔，孔孔流血，根脚平散，软陷无脓，皮不作腐，头温足凉者，并宜服之。

人参 一钱　附子 一钱　当归 一钱　川芎 一钱　甘草 五分

茯苓 一钱　生黄芪 一钱　枸杞 一钱　红花 五分　紫草 五分　独活 五分　陈皮 一钱　苍术 五分，炒　厚朴 五分，炒　木香 五分　山萸肉 一钱

煨姜三片，水二盅，皂角树根上白皮二钱，酒一杯，随病上下，食前后服之。用棉帛覆盖疮上，常令温暖，不得大开疮孔走泄元气为要。

补【方歌】回阳三建治阴疽，体倦身凉脉细迟，不肿不疼不红热，坚如顽石硬如皮，根平软陷无脓腐，参附归芎草茯芪，枸杞红花与紫草，独陈苍朴木山萸。

治诸恶疮方

用蛇皮一条，砂锅上微焙，为末，入面一撮，炕干饼，吃下即愈，终身永不生疮。

理血方

理血方

治诸疮疼痛不止，白矾、乳香、没药 生用（各一钱），研末，黄酒调服。

治蛇头疔，出血不止，用木耳三大块，炒黄，为末，黄酒下，血即止。

二、瘰疬瘿瘤方

六军丸（抄自《外科大成·卷四·不分部位大毒·内痈总论》）

治瘿瘤已成未溃，不论新久，并效。

蜈蚣 去头、足　蝉蜕　全蝎　僵蚕 炒，去丝　夜明砂　穿山甲（各等分）

上为末，神曲糊为丸，粟米大，朱砂为衣。每服三分，食远酒下，忌大荤、煎炒，日渐可消。

活血散瘿汤（抄自《外科大成·卷四·不分部位大毒·内痈总论》）

治瘿瘤日久，无痛痒者，气血弱也，宜服之。

川芎 一钱　白芍 一钱　当归 一钱　熟地 一钱　陈皮 一钱　半夏 一钱　茯苓 一钱　人参 一钱　丹皮 一钱　红花 五分　昆布 五分　甘草节 五分　木香 五分　青皮 三分　肉桂 三分

水煎服，服分上下，服后饮酒一小杯。

消核散 (抄自《医宗金鉴·外科心法要诀·卷四·项部·瘰疬》)

治颈项痰凝瘰疬，不论男妇小儿，用之无不神效。

海藻 三两　牡蛎 四两　玄参 四两　糯米 八两　甘草 一两，
生用　红娘子 二十八个，同糯米炒胡黄色，去红娘子，用米，研末

共研细末，酒调服一钱，或一钱半，量人壮弱用之。

【方歌】消核散治诸瘰疬，男妇小儿用之愈，红娘糯米炒胡黄，甘草玄参藻牡蛎。

消瘤神应散 (抄自《外科大成·卷四·不分部位大毒·内痈总论》)

山慈菇　海石　昆布　贝母 (各等分)
上为末，每服五钱，白水调，送下，旬日可消。

《千金》指迷丸 [抄自《医宗金鉴·外科心法要诀·卷十二·发无定处 (上)·结核》]

治结核，即同果核形。此症生于皮里膜外，结如果核，坚而不痛，由风火气郁结聚而成。

半夏 四两，制　白茯苓 三两　枳壳 三两，麸炒　风化硝 三钱

共研末，河水煮糊为丸，如梧桐子大。每服二钱，白

滚水送下。消坚，去核，结痰化。

补【方歌】《千金》指迷丸半夏，茯苓枳壳硝同研，河水煮糊作成丸，消坚去核结痰化。

加味小柴胡汤 ［抄自《外科大成·卷二·分治部上（痈疽）·颈项部》］

治肝、胆二经部位热毒瘰疬，及一切疮疡，发热、潮热，并小腹胁股结核，囊痈便毒，或耳内、耳下生疮。

柴胡　黄芩（各二钱）炒　人参　半夏　胆草　栀子
当归　白芍（各二钱）甘草 六分

生姜三片，水二盅，煎八分，食远温服。

消疬单方 ［抄自《外科大成·卷二·分治部上（痈疽）·颈项部》］

茜草

秋月采梗、叶，冬月取子，每二斤浸干烧酒十斤，入瓷罐内，封口，重汤煮三香时，埋土内七日，取酒，早晚各饮一二杯。未溃者即消，已溃者速愈。

三、内痈痔漏方

总治法（本节及以下六方，完整抄自《外科大成·卷四·不分部位大毒·内痈总论》）

穴在心膈之分者，属上焦气分，宜神效瓜蒌散之类；穴在腹肋之分者，属中、下二焦气血之分，宜薏苡仁汤之类；肚中肿起只一点，痛而不移者，肚痈也，会脓散；腹痛如锥，手不可近，六脉洪数者，阳疱毒也，加味贵金汤；内痈已久，败脓腥秽，脐腹冷痛者，怀忠丹；心胸有孔，久不愈者，漏也，补漏丹。

神效瓜蒌散①

治内痈，脑、髭、背、腋诸毒，瘰疬，便毒，乳痈、乳疽、乳劳、乳岩等症，悉效。

大瓜蒌 一个，子多者佳，子少者用二个　当归 五钱　甘草 四钱　没药 三钱　乳香 一钱

用黄酒二碗，煎八分服。或去当归，加皂角刺一两六钱，

半生半熟，炒，名"立效散"，与原方兼服之，尤佳。若服将愈，加参、芪、芎、术，以培其元。

薏苡仁汤

治内痈、肠痈，腹痛，胀满不食，小便涩滞。妇人产后多有此症，但疑似之间，便可服之。

薏苡仁 三钱　瓜蒌仁 三钱　丹皮 二钱　桃仁泥 二钱，一加白芍 一钱

水二盅，煎一盅，温服。

会脓散

治肚痈内痈，未溃自消，已溃者脓从便出下。

黄芪　归尾　穿山甲 炒　大黄（各一两）白芷 六钱　蜂房 一个，重六七钱者，酒浸，瓦焙六次　连翘 二钱　蜈蚣 大者七条，酒浸，瓦焙二次

上为末，每服三五钱，无灰酒调服，再多饮以助药力。如背疽加羌活，胁痛加柴胡，乳症加升麻，各随经络加引经药五七分，酒煎服药，尤佳。

加味贵金汤

治阳疱毒，腹痛如锥，手不可近，六脉洪数者，服之。

大黄　白芷　僵蚕　穿山甲　贝母

水二盅，煎一盅，食远服。

怀忠丹

治内痈久溃，脓血腥秽，脐腹冷痛，兼治妇人白带，腥秽不堪者，立验。

单叶红蜀葵花根 四两　白芷 二两　枯白矾 一两　白芍 一两

上为末，熔黄蜡四两，为丸，梧子大。每服三十丸，空心，清米汤送下，推下脓血令尽，次服大补之药，以培其元。忌发物。

补漏丹

治心胸有孔，久不愈者，及胃痈、井疽、肝痈、心瘘等症。

鹿茸 去毛，酥炙　大附子 炮，去皮、脐　食盐（等分）

上为末，煮枣肉为丸，梧子大。每服三十丸，空心，黄酒送下。

天中散 [抄自《外科大成·卷二·分治部上（痈疽）·下部后》]

治漏疮，并肠风下血。

棕子[1] 用阴阳瓦焙存性

为末，每服二钱，白滚酒送下，出汗为度。管多者，间三日再服。肠风，一服即愈。

治漏疮退管方

当归 五钱，酒洗　川连 五钱，酒洗　象牙末 五钱　净槐花 二钱　川芎 二钱，酒洗　滴乳香 二钱，去净油　露蜂房 一个，槐树上的，微火炒　黄蜡 二两，化开，入药，为丸

上七味药，研细末，先将黄蜡化开，入上药末，为丸，桐子。每服五六十丸，漏芦汤送下，五日可退出管来二三指长，用剪剪去，再出再剪，自愈矣。

治通脊漏。用白项蚯蚓，将泥洗净，焙干，一两，研末。分作三服，黄酒送下。

---

① 棕子：当为棕榈子。

四、梅毒方

护从丸 [抄自《医宗金鉴·外科心法要诀·卷十三·发无定处（中）·杨梅疮》]

避杨梅疮，患从人服之，毒不传。

雄黄 五钱　川椒 五钱　杏仁 一百粒，去皮、尖，炒

共为末，烧酒打飞罗面糊为丸，如桐子大。每服五十丸，白水送下。

补【方歌】护从丸避梅疮患，雄黄川椒各五钱，杏仁百粒酒糊入，从人服之毒不传。

透骨搜风散 [抄自《医宗金鉴·外科心法要诀·卷十三·发无定处（中）·杨梅疮》]

治梅毒，肋骨微疼。

透骨草 白花者，阴干　生脂麻　羌活　独活　小黑豆　紫葡萄　槐子　白糖　六安茶　核桃肉（各一钱五分）

生姜三片、红枣肉三枚，水煎，露一宿，空心，热服，

被盖，出汗，避风。

补【方歌】透骨搜风散梅毒，筋骨微疼痒皮肤，脂麻羌独豆葡萄，槐子糖茶核桃肉。

升麻解毒散 [抄自《医宗金鉴·外科心法要诀·卷十三·发无定处（中）·杨梅疮》，原名"升麻解毒汤"]

治筋骨疼，梅毒缠绵壮服灵，按部须加引经药。

升麻 四钱　皂刺 四钱　土茯苓 一斤

水八碗，煎四碗，作四次，一日服尽。每次炖热，加香油三茶匙，和匀，量病上下，食前后服之。如疮在顶上，加白芷；在咽内，加桔梗；在胸腹，加白芍；在肩背，加羌活；在下部，加牛膝。煎服之。

补【方歌】升麻解毒筋骨疼，梅毒缠绵壮服灵，土苓皂刺香油服，按部须加药引经。

搜风解毒汤 [抄自《医宗金鉴·外科心法要诀·卷十三·发无定处（中）·杨梅结毒》]

治杨梅结毒，诸疮倒发，初肿拘急骨痛。

土茯苓 一两　白鲜皮 五分　木通 五分　木瓜 五分　金银花 五分　薏苡仁 五分　皂角子 四分　防风 五分

水煎服，一日三服。气虚，加人参七分；血虚，加当归七分。忌清茶、牛、羊、鸡、鹅、鱼肉、烧酒、房欲等件。

补【方歌】搜风解毒汤倒发，初肿拘急骨痛加，土苓白鲜银花薏，皂角防风通木瓜。

加味五宝丹（抄自《外科大成·卷四·不分部位大毒·内痈总论》）

治杨梅疯毒，筋骨疼痛，破脑崩鼻，蚀阳烂嗓，肺伤口臭，及癫癣、鹅掌风，身面出红黑白斑，并小儿遗毒。

珍珠 三钱，豆腐煮　琥珀 三钱　冰片 一钱　朱砂 二钱五分，飞　钟乳石 用四钱五分，煅为细末，人乳浸，饭上蒸过，加牛黄 二钱五分　山慈菇 二钱五分　海参 二钱五分；一加麝香 五分　旧琉璃 用二钱，多年璃璃灯，烧存性，为末

如补鼻祖，长阳道，前古方五味加胎元 一具，制、生蟹脚 七分，焙末，服如法。

每丹一两，配飞罗面五钱；如下部，易真绿豆粉五钱；如中部，则飞面、豆粉各用二钱半。每服三分，每日五服，土茯苓汤调下。

每日用土茯苓一斤，随症加饮，煎汤五碗，每服一碗为准。今人减用，或只半斤，故治症不验。

伤鼻，加辛夷 三钱；咽喉腐烂，加升麻 三钱、桔梗 二钱；玉茎腐烂，加真僵蚕 三钱、牙皂 二钱。上部，加白芷 一钱；

胸腹，加芍药 一钱；下部，加牛膝 一钱；四肢，加羌活、金银花、蒲公英（各二钱）。

服前丹作呕者，生姜 五钱取汁，煮鲫鱼食之，以助胃气；二便涩滞不通者，用百草霜 二钱，井花水调服，即解。

【制胎元法】干胎元大者一具，用粉甘草、人参（各五钱），水三盅，煎盅半，涂抹胎元，炙汁尽为度；次用砂坛一个，入石膏末少半坛，入胎元于中，再入石膏，以满坛为度，封口，用金粟火煨一宿，取出胎元，如乌金纸色为佳，白色者不用。

【补鼻祖法】用油纸，以甘草水煮过，于好人鼻子上印一塑子，合患者鼻上，外以膏药盖之，俟长完，去纸，用皮硝煎汤，洗鼻三二次，则见风不痛。

通隘不二散（抄自《外科大成·卷四·不分部位大毒·内痛总论》）

治结毒发于咽，腐烂疼痛，汤水难入者。

硫黄 一钱　靛花 一分

为末，用凉水一酒盅，调服，即止。外吹紫粉人中白散，或用红粉涂之。甚者内服前五宝丹，即以五宝丹吹之。

五、疠风湿疮方

神应消风散 [抄自《医宗金鉴·外科心法要诀·卷十三·发无定处（中）·大麻风》]

治疠风，身麻木，白屑，起斑红，麻木平。

全蝎　白芷　人参（各一两）

共为末，每用二钱，勿食晚饭，次日空心，温酒调服，觉身微热躁为效。

补【方歌】神应消风散疠风，身麻白屑起斑红，蝎芷人参各一两，空心酒服麻木平。

通天再造散 [抄自《医宗金鉴·外科心法要诀·卷十三·发无定处（中）·大麻风》]

治疠风败证，先从下部攻。

大黄 一两，煨　皂刺 一两五钱　郁金 五钱　白牵牛 六钱，头末，半生半炒

共研细末，每服二钱或三钱，早晨面东，醇酒调下，

当日利下恶物，或脓或虫，为效。

补【方歌】通天再造治疠风，败证先从下部攻，郁金大黄牵牛刺，晨服酒调面向东。

治大麻风疮，全身肿烂，头发、眉毛俱落，两足臭烂，用大虾蟆一个，用泥包，烧熟，去泥，令病人坐定，要大碗盛虾蟆，以小碗盖之，乘热，以滚黄酒冲，一刻时，取酒饮之，出汗为度。只服一次，三日全愈。其疮如肉鱼，破则流黄水，况又染人。

升麻消毒饮 ［抄自《医宗金鉴·外科心法要诀·卷十三·发无定处（下）·黄水疮》］

此方却风湿，治黄水疮。

当归尾　赤芍　金银花　连翘 去心　牛蒡子 炒　栀子 生　羌活　白芷　红花　防风　甘草 生　升麻　桔梗（各等分）

每味用二钱为大剂，一钱五分为中剂，一钱为小剂。水二盅，煎八分，食远，热服。如疮生头面，减去归尾、红花，服之。黄水浸淫，服渐失。

补【方歌】升麻消毒却风湿，归芍银花翘蒡栀，羌芷红花防草桔，黄水浸淫服渐失。

清脾除湿饮 [抄自《医宗金鉴·外科心法要诀·卷十三·发无定处（下）·火赤疮》]

治天疱疮，湿热盛者服之，外撒石珍散。

赤茯苓　白术 土炒　苍术 米泔浸，炒　黄芩　生地黄　麦冬 去心　栀子 生，研　泽泻　甘草 生　连翘 去心　茵陈蒿　枳壳 麸炒　玄明粉（各一钱）

水二盅，竹叶二十片、灯心二十根，煎，食前服。

补【方歌】清脾除湿天疱疾，赤苓二术芩生地，麦冬栀泻草连翘，茵陈元明同作剂。

六、破伤风方

治破伤风（即干痂风），以致角弓反张，用蝉蜕 去头、足，五钱 研末，黄酒调服。

又方，用蝉蜕研末，葱涎调和，敷破处，即时出恶水。（抄自《验方新编·卷二十三·跌打损伤经验各良方·破伤风》）

杏仁膏 （抄自《外科大成·卷四·不分部位小疵·无名肿毒》）

治破伤风，发热红肿者。

杏仁 去皮，研　飞罗面

等分，新汲水调服。

治诸风方

一切风症，破伤风，产后风。

神仙头 即圆红萝卜种，焙　好麻绳头 一名白龙筋，烧灰存性　鱼鳔 炒珠

各等分，为末，每服一钱，黄酒调服，出汗，避风。

治大人破伤等风，小儿风症方

艾叶 _{炒黑}　好麻绳头 _{炒煳}　鱼鳔头 _{炒珠}　蛴螬 _{炒焦}

等分，为末，大人每服一钱，小儿三二分，黄酒调服，出汗。

七、外科杂症内服方

化斑解毒汤 （抄自《医宗金鉴·外科心法要诀·卷七·肋部·内发丹毒》）

治内发丹毒、漆疮。

升麻　石膏　连翘 去心　牛蒡子 炒，研　人中黄　黄连　知母　黑参（各一钱）

竹叶二十片，水一盅，煎八分，服。以热生风，致发丹毒云片红。

补【方歌】化斑解毒热生风，致发丹毒云片红，升膏翘蒡中黄等，黄连知母黑参同。

黑牛散 ［抄自《外科大成·卷二·分治部上（痈疽）·面部》］

治疔腮，壮实者服之。弱人服托里消毒散散之。忌用敷药，恐毒攻喉。

黑丑 一两

槌碎，米醋二盅，煎一盅，露一宿，空心温服。

蛇皮散 （方出《外科大成·卷四·小儿部·痘里疮疡》）

痘烂生蛆，及夏月诸虫咬伤，臭秽不堪者，用蛇皮散方，例后。

蛇蜕 一两，烧焦存性　蝉蜕 五钱，水洗净，焙焦　青黛 五钱，飞　细辛 二钱五分

共为细末。每服三钱，酒下。外以寒水石末掺之，则虫化为水，蝇亦不敢近。

蛆痘，形化、气化兼之也。先哲云：蛆痘不死，以其臬毒尽化于外也。用经霜艾叶、野薄荷煎汤洗之，或紫苏、甘草煎汤洗之，或用艾叶熏之，其蛆自去。禁用雄黄、矾石等药。

治疮生蛆方

蛇蜕 烧灰存性　蝉蜕　青黛（各五钱）　细辛 二钱五分

共为末，每服三钱，黄酒调服。冬月用海参末，或飞皂矾末掺；夏月用石膏末，或蛇蜕末掺之，其蛆化为水矣。

败弩筋散 （抄自《外科大成·卷四·不分部位小疵·无名肿毒》）

治筋被弓弩伤，不能屈伸者。

败弩筋 烧存性　秦艽 去苗　杜仲　熟地　续断（各五钱）　当归 一两　大附子 炮，去皮、脐（各一两）

共为末，每服二钱，温酒调服，日三次。

古方玉贞散 （抄自《外科大成·卷四·不分部位小疵·无名肿毒》）

理刃伤并破伤风。

生南星　防风（各等分）

为末，每服一钱，黄酒送下。

一童子被牛伤，肠出，用桑皮线缝之，外敷黄龙散，敷之愈，数日后，肢厥腹痛，服玉贞散，立验。

附【黄龙散】（抄自《外科大成·卷四·不分部位小疵·无名肿毒》）

枯矾 七钱　松香 三钱

共研极细末，敷伤处，效。

八厘散（抄自《疡医大全·卷三十六·跌打部·跌打损伤门主方》）

治筋骨疼痛，跌打损伤。

土鳖 一钱，焙，研末　乳香 一钱，去油　没药 一钱，去油　血竭 一钱　半夏 五分，生用　当归 五分，酒洗　巴豆霜 五分　砂仁 五分　雄黄 五分　甜瓜子 五分

共为末，每服八厘，酒下。小儿三厘。服下即效。

治刀伤疼不止，用五加皮一两，水煎服。

治跌打重伤，用旧蒲扇烧灰、沙糖，酒调下。如打死，微有气者，用蚯蚓三条，焙，为末，酒下，立活。（抄自《验方新编·卷二十三·跌打损伤经验各良方》）

拱元散（抄自《外科大成·卷四·小儿部·痘里疮疡》）

人参　黄芪　伏凤雏　当归　红花　芍药　蝉蜕　防风　甘草

一加橘红、生地、土鳖，以补其内；用文蛤、棕灰罨之，收敛其外。若损而未破者，虾蟆皮贴之；痕阔弗收者，白及、白蔹、象皮末掺之。慎用峻利及败血等药。如汤火伤者，忌敷凉药。

偏坠奇方 （抄自《验方新编·卷十八·疝气部·偏坠肿痛》）

荔枝核 　龙眼核（各七个）俱烧灰 　大茴香 二个，盐炒

共为末，好酒调下，外用生姜一块，捣烂，敷肾上。

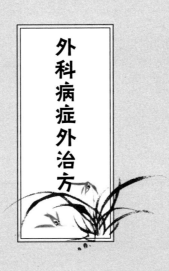

外科病症外治方

一、通治方

真君妙贴散（抄自《医宗金鉴·外科心法要诀·卷二·肿疡敷贴类方》）

此散治痈疽诸毒，顽硬恶疮，散漫不作脓者，用之敷上，不痛者即痛，痛者即止。如皮破血流，湿烂疼苦，天疱、火丹、肺风、酒刺等，并用之，皆效。

荞面 五斤　明净硫黄 十斤，为末　白面 五斤

共研匀，用清水微拌，干湿得宜，擀薄片，单纸包裹，风中阴干，收用。临时研细末，新汲水调敷。如皮破血流湿烂者，用麻油调敷；天疱、火丹、酒刺，用靛汁调搽，并效。

补【方歌】真君妙贴硫二面，水调顽硬不痛脓，油调湿烂流血痛，靛汁泡丹酒刺风。

诸疮一扫光

用蛇床子、大风子、木鳖子、川椒、轻粉、硫黄（各一钱），共为末，麻油调搽。

二、金疮方

铁扇散①（抄自《验方新编·卷二十三·跌打损伤经验各良方》）

治金疮。

龙骨 五钱，生，研　象皮 五钱，生，剉末　枯矾 一两，飞　古石灰 一两，末　松香 一两，熔化，研末　柏香（即松香中黑色者）

共合一处，研匀，收贮。

铁扇散②

治金疮。

血竭 五钱　儿茶 一两　地骨皮 一两　南星 一两　龙骨 一两，生用　牡蛎 一两，煅　象皮 一两，生用　松香 二两　老材香 二两　古石灰 二两　白及 一两

共为细末，瓶收，听用。

刀剪药方①

血竭 三钱　儿茶 三钱　南星 三钱, 九转　龙骨 三钱,
生　象皮 三钱, 生　阿魏 三钱　轻粉 三钱　降香 二钱　铅粉 一
钱, 炒　当归尾 二钱　雄黄 一钱　乳香 一钱　没药 三钱　古石
灰 □□　海螵蛸 一两　人参 三钱　冰片 三分　麝香 二分

刀剪药方②

松香半斤, 童便浸四十九天, 取出, 阴干, 为末, 上
患处, 效。

治金刃及跌打损伤等极效良方

头红花 一两　真冰片 五分　官桂 一钱, 去皮　明雄黄 一
钱　当门麝 四分　白芷 三钱　全当归 一两, 晒干　生军 五钱　乳
香 五钱　朱砂 一两　儿茶 二钱　血竭 三钱　没药 三钱

共为细末, 瓷瓶收贮, 用时滴烧酒调, 敷药患处。如
血溢者, 不必酒调, 若伤伤重, 则有用黄酒调服二三钱。
轻者不必服。敷药处用细布条扎之, 不到一时便止痛, 敷
之无不速效。

治枪刀重伤

治金疮，神效。

三七 七分　轻粉 八分　血竭 一钱二分　象皮 一钱二分，焙焦　白蜡 一钱二分　乳香 一钱二分　没药 一钱二分　古石灰 七分　降香 一钱，制末　冰片 一分　金毛狗 一钱二分　儿茶 一钱五分　牡蛎 一钱二分

共为极细末，上患处，神效。此药止血，生肌长肉，止疼。

七厘散

治金疮。

红花 三钱　雄黄 三钱　血竭 一钱　儿茶 一钱　乳香 一钱　没药 一钱　归尾 一钱　朱砂 一分　冰片 一分　麝香 四厘

共研极细末，上金疮上，效。

金疮神效方 （抄自《外科大成·卷四·不分部位小疵·无名肿毒》）

文蛤 炒焦　降真香 炒焦　人参（等分）
为末，干掺伤处，须扎紧。

鸡儿王家刀疮药 （抄自《外科大成·卷四·不分部位小疵·无名肿毒》）

龙骨　白及（等分）

为末，掺之，干，用水调敷。

碧螺散 （抄自《外科大成·卷四·不分部位小疵·无名肿毒》）

丝瓜 取皮，搭于石灰墙上，阴干

为末，干掺，干，用水调。如经风见水，伤处发肿者，水调敷之，其肿立消。

二龙散 （抄自《外科大成·卷四·不分部位小疵·无名肿毒》）

补缺唇。救自刎，血流如注者，敷三时则口合。

枯矾 七钱、乳香 三钱，共末，名白龙散。

枯矾 七钱、松香 三钱，共末，名黄龙散。

花蕊石散 ［抄自《医宗金鉴·外科心法要诀·卷十四·发无定处（下）·血痣》，原方较本方多草乌（二钱）、降真香（二钱）、麝香（三分）］

跌扑损伤筋骨，血流不止，掺之。

南星 二钱　白芷 二钱　厚朴 二钱　紫苏 二钱　羌活 二钱

没药 二钱　龙骨 二钱，煅　细辛 二钱　檀香 二钱　苏木 二钱　乳香 二钱　当归 二钱　花蕊石 五钱，火煅，入童便淬七次　蛇含石 二钱，火煅，入童便淬三次

共为细末，瓷瓶收贮，临用时掺于患处，即止血。

治刀伤方

小老鼠 用未出毛的　陈石灰　楝树根上白皮　车前子

各等分，同捣烂，作饼，阴干，为末，掺之，极效。

治刀斧破伤方（抄自《急救普济良方》）

用戴过旧毡帽，烧灰，研末，敷上，立时止血，不过二日收口，更神效。

三、跌打损伤方

截血膏（抄自《外科大成·卷四·不分部位小疵·无名肿毒》）

敷伤处四围，能化血破瘀，止痛消肿。

天花粉 三两　姜黄 一两　赤芍 一两　白芷 一两

上为末，用茶清调敷。如伤头面，血出不止者，药涂颈上周围；伤手足者，药涂胫臂周围；伤余处，药涂疮口周遭，能截其血不来。如金疮着水，则疮口如番花者，用韭菜汁调敷疮口四围，次以微火灸之，又用早稻烟熏之，疮口水出即愈；如无水出，即风袭也，倍加南星，和敷；如疮口肉硬不消者，风袭之也，加独活，用热酒调敷；如不消，风入深也，加紫金皮和敷，自消。

治棒疮，用童便，对黄酒饮之，免血攻心；再用葱炒烂热，贴患处，冷则易之，止痛消肿，瘀血立散，效。（抄自《疡医大全·卷三十七·急救部·杖疮门主论》）

四、烧烫伤方

月白珍珠散（抄自《外科大成·卷一·主治方·生肌类方》）

治新肉已满，不能生皮，及下疳腐疼，并汤火伤痛。

珍珠 一钱　轻粉 一两　青黛 五分

共为末，搽之。如腐烂，用猪脊髓调搽。一方用鸡蛋清到新瓦上，晒干，取清为末，合前药，掺之。

治汤火烧方。先以腊酒冷洗，以拔其毒，再上后药，效。鸡蛋十余个，煮熟，去清，以黄炒焦黑，取油约一盏，用大黄二两，研调匀，敷上，三日全好，无疮痕。（抄自《养生类要·后集·冬月诸症治例》）

治火烧汤烧方。大黄、黄连、黄柏、寒水石、白蔹（等分），为末，香油调搽患处。鸡蛋油调搽，尤妙。

治火烧疮，大黄、寒水石、黄柏（等分），为末，炒鸡蛋油调之。

治火药烧伤，急取鲜柏枝，捣烂，香油调敷，七日，不可见水。

又方，小叶杨树皮，炒焦，研末，真香油调敷，神效。

治打伤方，及汤火伤，皆效。白蜡 一两、藤黄 三钱，入麻油溶化，涂伤处，立愈。

五、冻疮方

冻疮方

治冻烂疮效方。用螃蟹盖，焙焦黄，为细末，香油调搽，神效无比。

治冻烂疮，用黄柏、大黄（各等分），研末，香油拌搽。

治冻脚疮，用甘草、甘遂，不拘多少，煎汤，热洗数次。

六、恶疮肿毒方

治无名肿毒方（抄自《急救普济良方》）

藤黄 五钱　黄柏 一两　青黛 一两

共为末，以醋调，搽患处，立消。

神仙膏方

治无名肿毒，发背恶疮，对口疔毒等症。

乳香 二两　没药 二两　儿茶 二两　白及 三两　龙骨 □□　花粉 三两　冰片 三分　绿豆粉 一斤，炒黄色

共研细末，吐沫调贴。

移险散（抄自《外科大成·卷四·不分部位小疵·无名肿毒》）

南星 二两　白及 二两　草乌 二两　黄柏 二两　文蛤 一两，炒过

上为末，调如糊，四围匝如墙壁，可中涂葫芦化毒丹。

葫芦化毒丹（抄自《外科大成·卷四·不分部位小疵·无名肿毒》）

治肿毒热疖。

大黄　黄柏　远志（等分）

为末，用猪胆汁和成锭，雄黄为衣，阴干。用时以米醋磨如墨，以鹅翎蘸药，频涂患处。

捆仙绳

治无名肿毒。

蜈蚣 一条，焙　朱砂 一钱　火硝 一钱　藤黄 一钱　雄黄 三钱　真麝香 一分　冰片 一分

共为末，醋调，抹圆圈，留口，出毒气。

铁桶膏（抄自《外科大成·卷一·主治方·肿疡敷贴类方》）

治将溃已溃时，根角走散不收束者。

文蛤 一两，煅　白及 五钱　铜绿 五钱　明矾 四钱　胆矾 三钱　轻粉 二钱　郁金 二钱　麝香 三分

共为细末，用陈米醋一碗，熬至一酒盅，起金黄疱为度，待温，入药末一钱，搅匀，炖温，用新笔抹疮根上，自生皱纹，渐收渐紧，再不往外开大。

束毒金箍散 <small>（抄自《外科正宗·卷之二·上部疽毒门·疔疮论第十七》）</small>

治疗疱针刺之后余毒走散作肿，宜此药箍之。

郁金　白及　白蔹　白芷　大黄（各四两）　黄柏二两
轻粉 五钱　绿豆粉 一两

共为末，酸米浆调敷，炎夏蜜水调敷。

乌龙膏 <small>（抄自《医宗金鉴·外科心法要诀·卷二·肿疡敷贴类方》）</small>

此膏治一切诸毒，红肿赤晕不消者，用此药敷上，极有神效。天疱锐毒亦可用。

木鳖子 二两，去壳　草乌 五钱　小粉 四两　半夏 二两

上四味，入铁铫内，慢火炒焦黑色为度，研末，以新汲水调敷，一日一换，自外向内涂之，须留疮顶，令出毒气，效。

补【方歌】乌龙膏用治诸毒，赤晕能收治肿疡，木鳖草乌小粉夏，凉水调敷功效良。

二味拔毒散 (抄自《医宗金鉴·外科心法要诀·卷二·肿疡敷贴类方》)

治风湿诸疮，红肿痛痒，疥痱等疾，甚效。

明雄黄　白矾 (等分)

共为末，茶清调化，鹅翎蘸扫患上，痒痛自止，红肿即消。

补【方歌】二味拔毒消红肿，风湿诸疮痛痒宁，一切肌肤疥痱疾，雄矾为末用茶清。

一方，治白口疮。黄丹、巴豆仁，同炒焦，去巴豆仁，以丹掺上，立愈。

五龙膏 (抄自《医宗金鉴·外科心法要诀·卷二·肿疡敷贴类方》)

治痈疽、阴阳等毒，肿痛未溃者，敷之即拔出脓毒。

金银花　豨莶草　车前草 连根叶　陈小粉 即小麦粉　五龙草 即乌蔹莓，详《本草纲目·蔓草部》，俗名五爪龙，江浙多产之 (各等分)

上四味俱用鲜叶，一处捣烂，再加三年陈小粉，并飞盐末二三分，共捣为稠糊，遍敷疮上，中留一顶，用膏贴盖，避风为主。若冬月，草无鲜者，预采蓄下，阴干，为末，用陈米醋调敷，一如前法，并效。如此方内五龙草或缺少不便，倍加豨莶草，亦效。

补【方歌】五龙膏用拔脓毒，平剂五龙草银花，莶草车前俱捣烂，小粉飞盐搅糊搽。

洗诸疮药方（抄自《外科大成·卷四·不分部位小疵·无名肿毒》）

二两枯矾四两椒，半斤野菊一斤硝，七分分开煎数滚，一日一换洗三遭，淫湿疥癞顽臁癣，脓血风疮一概抛。

一用苦参、大腹皮，水煎洗。

坎宫锭子（抄自《外科大成·卷一·主治方·肿疡敷贴类方》）

治焮赤热红，肿痛诸毒，并痔疮。

京墨 一两　熊胆 三钱　胡黄连 二钱　儿茶 二钱　冰片 一钱　麝香 五分　牛黄 三分

为末，用猪胆汁为主，加生姜汁、大黄水浸取汁、酽醋各少许相兑，和药成锭，用凉水磨如墨，以笔蘸药，涂之。

补【方歌】坎宫锭子最清凉，热肿诸疮并痔疮，京墨胡连熊胆麝，儿茶冰片共牛黄。

治搭背疮方

朱砂 三分，生　枯矾 二钱，为末　珍珠 一分，生，研　冰片 二分，外入　蛇皮 一条

将枯矾入蛇皮内，用火纸卷住蛇皮，燃着，叫蛇皮往下滴水，滴到石板上，候干，共研细末，上患处，即愈，神效。

治搭背方。小麦粉 四两，砂锅内焙黄、公鸡五脏 一付，带鸡屎、麦粉搅一处，敷患处，二次愈。

治对口疮，如治不得法，数日即死。以乌羊角灰炙糖①，酒冲服，即愈。

治对口疮，用鲫鱼 一条、灯心 一钱，量用醋糟，共捣一处，敷之。

治对口疮方。用推车汉虫，不拘多少，新瓦焙干，加冰片，用水和匀，上疮上，用万应膏盖之。

治串心疔方。古石灰 研细末，腌糖蒜内陈醋和成块，粘患处，三二次即愈。

治心口生疮，圆圈有红筋者，用此方。狗牙焙黄，为末，真香油调搽，神效。

治蝼蛄疮方，生项上、面上多，鸡嘴皮焙焦，香油调，即效。

---

① 糖：酥脆成粉。

治人面疮，生如人面证，自古传来，乃奇病也，或生两膝，或生两肘，肿如人面，眉目口鼻俱有。贝母，一味，研为末，和水敷灌，数日疮消，结痂而愈。（抄自《医宗金鉴·外科心法要诀·卷十·膝部·人面疮》）

周注：人面疮属于寄生胎的一种。寄生胎又称胎内胎或包入性寄生胎，是指一完整胎体的某部分寄生有另一具或几具不完整的胎体，在临床上较少见。

治鱼口便毒，初出三五日，用川五倍 炒、百草霜，各等分，共为末，酒调，贴患处，一日一夜即消。如破不收口，用米醋煮桑叶，贴之，神效。

七、阴疽方

离宫锭子①（抄自《外科大成·卷一·主治方·肿疡敷贴类方》）

治一切皮肉不变，漫肿无头，肿毒疔毒等症。

京墨 一两　蟾酥 三钱　胆矾 三钱　血竭 三钱　朱砂 二钱　麝香 一钱五分

上为末，用凉水调成锭子，凉水磨如墨，照前法涂之。

周注：前法，指坎宫锭子用法，"以笔蘸药，涂之"。在《外科大成》及此抄本中，离宫锭子均是紧接坎宫锭子之后，故有"照前法涂之"之语。

离宫锭子②（抄自《医宗金鉴·外科心法要诀·卷二·肿疡敷贴类方》）

治疔毒肿毒，一切皮肉不变，漫肿无头，涂之立效。

血竭 三钱　朱砂 二钱　胆矾 三钱　京墨 一两　蟾酥 三钱　麝香 一钱五分

上六味为末，凉水调成锭，凉水磨浓，涂之。

补【方歌】离宫锭治诸疔毒，漫肿无头凉水涂，血竭朱砂为细末，胆矾京墨麝蟾酥。

回阳玉龙膏（抄自《医宗金鉴·外科心法要诀·卷二·肿疡敷贴类方》）

此膏治痈疽阴疮，不发热，不臀痛，不肿高，不作脓；及寒热流注，冷痛痹风，脚气，手足顽麻，筋骨疼痛；及一切皮色不变，漫肿无头，鹤膝风等症，敷之俱有功效。

军姜 三两，炒　肉桂 五钱　赤芍 三两，炒　南星 一两　草乌 三两，炒　白芷 一两

上六味，制毕，共为末，热酒调敷，效。

补【方歌】回阳玉龙阴毒证，不热不疼不肿高，军姜桂芍星乌芷，研末须将热酒调。

冲和膏（抄自《医宗金鉴·外科心法要诀·卷二·肿疡敷贴类方》）

此膏治痈疽发背，阴阳不和，冷热相凝者，宜用此膏敷之。能行气疏风，活血定痛，散瘀消肿，祛冷软坚，诚良药也。玉枕疽亦可用。

紫荆皮 五两，炒　独活 三两，炒　白芷 三两　赤芍 二两，炒

石菖蒲 一两五钱

上五味，共研末，葱汤或热酒俱可调，敷患处，效。

补【方歌】冲和发背痈疽毒，冷热相凝此药敷，行气疏风能活血，紫荆独芷芍菖蒲。

四虎散（抄自《医宗金鉴·外科心法要诀·卷二·肿疡敷贴类方》）

治痈疽肿硬，厚如牛领之皮，不作脓腐者，宜用此方。

草乌　狼毒　半夏　南星（各等分）

共研末，猪脑同捣，遍敷疮上，留顶出气。

补【方歌】四虎散敷阴疽痛，顽肿不痛治之平，厚似牛皮难溃腐，草乌野狼毒夏南星。

回疮锭子（方出《外科精义》）

治恶毒疔毒，针刺不痛无血者。用针深刺至痛处有血，用此锭纴之，其疔二三日自然拔出，最当紧用。

草乌头 一两　蟾酥 七钱　巴豆 七分，去皮　麝香 一钱

共为细面，面糊为小细锭，听用。加铁锈亦可。

立马回疔丹 [抄自《医宗金鉴·外科心法要诀·卷十二·发无定处（上）·疔疮》]

轻粉 一钱　蟾酥 一钱　白丁香 一钱　硇砂 一钱　乳香 六分　雄黄 五分　朱砂 三分　麝香 三分　蜈蚣 一条，炒　金顶砒 五分

上为末，面糊丸，如麦子大。凡遇疔疮，刺破，用一粒，插入孔内，以膏盖之，追出脓血疔根为验。

补【方歌】立马回疔轻蟾酥，白丁香乳麝雄朱，硇蜈金顶砒研末，疔疮用此根自除。

八反膏

治疔毒，或手指刺破，或肿或烂，无皮，不作脓，以及无名肿毒。

用羊角葱白，捣烂，入生蜜或白沙糖，和匀，敷患处，两三遍即愈。忌入口，伤人。

八、手足疔毒方

雄黄牡蛎散（抄自《医宗金鉴·外科心法要诀·卷八·手部·蛇头疔、天蛇毒》）

牡蛎 四钱，煅　明雄黄 二钱

另研细面，共和一处，再研匀，蜜水调浓，重汤炖温，涂于患指上，能止疼痛，日用四五次，效。

补【方歌】雄黄牡蛎天蛇毒，指头焮红闷肿疼，二味细研加蜜水，调敷止痛效又灵。

铁粉散（抄自《医宗金鉴·外科心法要诀·卷十一·足部·冷疔》）

治足冷疔，能蚀黑腐，肌肉生。

生铁粉 三钱，即铁砂，如无，用黑铅四两，铁勺化开，倾水中，冷定，取出，再化，再倾，以铅化尽为度，去水，取末　黄丹 飞　轻粉　松香（各一钱）麝香 一分

各研细末，共合一处，再研匀。将患处以葱汤洗去血

水腐臭，香油调药，搽于患上，油纸盖之，扎之。

补【方歌】铁粉散医足冷疗，能蚀黑腐肌肉生，黄丹轻粉松香麝，香油调搽纸盖灵。

代指膏［抄自《外科大成·卷二·分治部上（痈疽）·手部》］

治代指疔毒。

雄黄　朴硝（等分）

用猪胆汁，少加香油调涂。

九、癣癞、臁疮、脚气方

羊蹄根散［抄自《医宗金鉴·外科心法要诀·卷十四·发无定处（下）·癣》]

治癣渗湿痒，可痊。

羊蹄根 八钱，末　枯矾 二钱，末

共研匀，米醋调擦癣处。

补【方歌】羊蹄根散敷诸癣，羊蹄根共枯白矾，二味研末加米醋，搽患渗湿痒可痊。

治癣疮翻肿，极痒不可忍，用马齿菜，连根捣烂，敷之，痒止即愈。

治癣方。用官粉一两，乳汁和稀，抹碗内，用艾熏干，研末，用巴豆熬，棉油调搽，神效。

乌头黄烂疮（抄自《外科大成·卷四·不分部位小疵·无名肿毒》）

雷丸 二十一个　大风子 五个　杏仁 五个　蛇床子 二钱　硫黄 一钱　蒲黄 一钱　川椒 一钱　枯矾 一钱

为末，猪胆汁调敷。

治头上软疖，用公鸡胫内黄皮 三五个，焙黄，加枯矾 三钱，为末，麻油调敷，三五次。

治头上白风癣，用樜树汁，合猪胆汁，搽之；亦治牛皮癣，用穿山甲刺破，搽之，即愈。

乌云膏［自本方至"百药煎五钱、生白矾二钱，为末，香油调敷"计四方，完整抄自《外科大成·卷三·分治部下（小疵）·头部》］

治头癫，并癫坐板脓疥，及下部寒湿等疮。

松香末为君，硫黄末减半，和匀，香油拌如糊，摊南青布条上少半指厚，卷成条，线扎之，再用油浸一日，取出，刮去余油，以火点着一头，向下，以粗碗接之，其布灰陆续剪去，取所滴药油，浸冷水内一宿，出火毒，搽用。

连蛤散

治头癞、头疮。

黄连　文蛤　黄柏　白芷（各等分）

为末，用水调，摊于碗内，覆于砖上，烧艾熏之，以黑干为度，再研为末，清油调敷。

一用生牛皮，烧存性，为末，陈醋调敷。

一生于面者，用百药煎五钱、生白矾二钱，为末，香油调敷。

治秃疮方

立时见效。

白矾 四钱　黄香 四钱　官粉 五钱　铜绿 五钱

先将铜绿、官粉炒黄为度，再入白矾、黄香，漫火炙干，取出，研末，香油调搽，效。

白朱砂散（抄自《外科大成·卷四·不分部位小疵·无名肿毒》）

治顽癣，并鹅掌风。

朱砂　雄黄　象皮 煅　硼砂（各一钱）　蟾酥 五分　白朱砂 二钱，煅上为末，用真生桐油调搽患处，以火烘之，痒止为度。

遍身顽癣如癞者，烧猪粪熏之烘之。鹅掌风，烧鸽粪熏之烘之。

朱橘元青露 （抄自《外科大成·卷四·不分部位小疵·无名肿毒》）

治一切癣。

陈皮 二钱　元青（即斑蝥也）三十个　烧酒 半斤

共入瓶内，浸二七日，取汁，搽癣上，以患处觉热痛，则起白泡，破流清浑水，结薄皮三二日，脱，愈。甚者三二次，除根不发。

羽白散 （抄自《外科大成·卷四·不分部位小疵·无名肿毒》）

治面上吹花癣，并钱癣。

白矾 半生半熟

为末，黄酒调化，以鹅翎蘸扫患处。

若甚者，枯矾末 二两、朝脑 一钱为末，醋调敷。

一用葛条，烧灰存性，为末，灯窝油调敷。

一先抓破，取谷树汁搽之，效。

治癣方①

木鳖子　蓖麻子　大枫子　轻粉　斑蝥（等分）

为末，姜醋调搽。

治癣方②

棉油 四两　巴豆 一钱，带皮捣烂

先将巴豆入油熬数滚，搽患处，效。

治癣方③

棉油 四两　巴豆 二钱，去壳

先将巴豆入油，熬至渣枯，去巴豆，用油，搽之，神效。

治癣方④

生半夏　胡椒 炒（各一钱）　斑蝥 下身，十个，炒

共为末，醋调擦。

又方，斑蝥，炒，研末，蜜调擦。

治癣疮方

柏柯，炒，为末，棉油调搽，效。

又方，马蜂窝 一个，将蛆去净，用白矾入满，用炭火炙焦，为末，棉油调搽。

狗头散

治癣疮。

狗头骨，煅灰，为末，香油调，搽患处，效。

必效散 ［抄自《医宗金鉴·外科心法要诀·卷十四·发无定处（下）·癣》］

治癣疮，牛皮癣，风癣，松皮癣，刁癣。

川槿皮 四两　海桐皮 二两　大黄 二两　百药煎 一两四钱　巴豆 一钱五分，去油　斑蝥 一个，全用　雄黄 四钱　轻粉 四钱

共为末，阴阳水调药，先将癣抓损，薄敷，药干，必待自落。

补【方歌】必效大黄百药煎，川槿海桐巴豆斑，雄黄轻粉阴阳水，调搽诸癣久年顽。

治癣妙方 （自本方至"治臁疮海上方"，共计6方，完整抄自《养生类要·后集·冬月诸症治例》）

川槿皮 三钱　滑石 三钱　白薇 三钱　鹰粪 七分　斑蝥 十个，去头、足、翅　蚯蚓泥 一钱七分，干　青娘子 四个　红娘子 四个

上为末，井花水调，厚敷患处，多年者五次，新近者三次，除根。

治风癣脓癞疥疮煎方

一应诸疮毒，皆宜服，无不效者。

当归身尾 一钱五分　赤芍药 一钱　黄芩 一钱　黄连 一钱　黄柏 一钱　大黄 三钱七分　防风 八分　金银花 一钱二分　苦参 一钱二分　木鳖子 一个，去壳

上用水一盅、酒一盅，煎一盅后，下大黄，再煎三四沸，取起，露一宿，五更服。若肠风脏毒下血，去木鳖子，加槐花一钱，验。

大枫膏

搽脓癞、疥疮，神效。先服前煎药二服，再搽三五日，全可。

大枫子 四十九个，去壳　杏仁 四十九个，不去皮、尖　川椒 三钱　枯矾 三钱　轻粉 三钱，水银代亦可　蛇床子 三钱，另研，净末　樟脑 三钱　蜂窝 三分，火烧存性　蛇蜕 三分，火烧存性　柜油烛 三两

上将诸药研末，以柜油烛化开，和匀，调涂患处，三五日即愈。

治湿疮并臁疮膏

黄蜡 一两　头发 一拳大　轻粉 二钱，另研　猪胆 二个　香油 一两

先将香油熬四五沸，下血余，又熬四五沸，再下黄蜡，熬，不住手槐柳条搅，候血余化，滤渣，再下轻粉、胆，略熬一时，取起，放瓷碗内，冷水浸，少顷即成膏。一切湿疮、臁疮，贴半日，黄水流出，拭干，加药再贴，七日痊愈。

臁疮方

黄丹 炒　官粉 炒，为末（各等分）

用油纸，将黄蜡熔化，涂纸上，将药掺，贴疮上，立效。

治臁疮海上方

赛隔纸膏，一七全愈。

嫩槐条 四寸九分　嫩柳条 四寸九分　血余 一尺长，四十九根
（上三味，烧灰存性，为末）　川椒 四十九粒，炒黑，为末　轻粉 真
者，三钱　黄蜡 一两　香油 一盏

先将香油、黄蜡熬熟，放冷，再下轻粉，次四味灰末，
搅匀，用厚绵纸 如疮大，十二片将药涂尽。其疮先用黄柏荆
芥汤净，将十二片纸重重贴上，以绳缚定，其痒不可当，
次日除去贴内一层，又以前汤洗净，再贴六日，一日去一
层，全好。此绝妙法也。

治臁疮方①

苦参 二钱　荆芥　防风　银花　连翘　黄柏　香附　当
归　白芷　透骨草　地丁　大黄　白蔹　甘草（各一钱）
葱须、花椒，水煎，洗之。

治臁疮方②

甘石 半斤，生用，分作四下，面包，火煨，面黑为度
用脂油，合甘石，捣成膏，贴于疮上，恶水尽去。

治臁疮方③

炕洞烟灰　珍珠

共为细末，真香油调搽患处。

治臁疮，用臭蒲草根煮烂，先熏后洗，最妙。或洗薄皮疮，亦妙。

治裙边臁疮，用水龙骨 即船内缝灰，取来炒干，为细末，麻油调敷。（方出《外科方外奇方》）

治手足叉湿烂方。龙骨、枯矾、黄丹、甘石（等分），为末，撒患处，神效。

治脚趾缝烂疮。用鲜鹅掌黄皮 阴干，烧灰存性，为末，掺，极效。（抄自《养生类要·后集·冬月诸症治例》）

治脚缝瘙痒成疮，用黄丹，炒，研末，掺之。

神应散

治春夏脚趾叉湿烂。

枯矾 六钱　飞丹 五分

共为末，掺之，即愈。

龙骨散 （抄自《医宗金鉴·外科心法要诀·卷十一·足部·脚气疮》）

治脚气疮，久远恶疮用亦除。

白龙骨 二钱五分，研　轻粉 二钱五分　槟榔 一钱，研　獖猪粪 五钱，新瓦上焙干，再入火中烧之，存性，取出，研末

共研匀，先以温盐汤洗净，疮见红肉，再用香油调搽，随疮大小敷之，未愈再敷。

补【方歌】龙骨散能去湿腐，脚气疮敷自然无，轻榔猪粪香油入，久远恶疮用亦除。

臭灵丹 （抄自《外科大成·卷四·不分部位小疵·无名肿毒》）

搽干疥，立效。如脓疥，挑破，搽之，微痛，三次愈。

硫黄 一两，末　油核桃 一两　水银 一钱　生猪脂油 一两

捣匀，任用，搽之。

治疥疮效方

头发 二两，炒黑　花椒 一两半，炒黑　绿豆 一两半，炒黑　硫黄 五钱　蛇床子 五钱，炒

共为末，真香油搽，火烤，吃肉、鱼子，更好。

治疗疮方，大黄、硫黄、黄柏、黄连（各二钱），研细末，烛油搽，一夜焦脱。

十、黄水疮方

黄水疮论［此论及以下五方，完整抄自《外科大成·卷三·分治部下（小疵）·面部》］

黄水疮，头面、耳项忽生黄粟，破流脂水，顷刻沿开，多生痛痒，由外伤风热，内伤湿热所致，宜升麻消毒汤清之，盐汤洗之，青蛤散搽之。

升麻消毒汤

治面肿生疮。

羌活　防风　升麻　白芷　桔梗　连翘　栀子　芍药　银花　甘草　牛蒡子

如身上有疮，加归尾、红花。

水二盅，煎八分，食远热服。外用杏仁 去皮、尖，杵如膏，敷之。

青蛤散

治黄水湿热等疮。

蛤粉 一两，煅　石膏 一两，煅　轻粉 五钱　黄柏 五钱，生用　青黛 三钱

上为末，先用香油调成块，次加凉水调稀，将疮洗净，薄涂患处。

二白散

治黄水疮，头癣，癞眉癣，耳蚀，羊胡子，燕窝脓窠等疮。

铅粉 一两，水调，抹碗内，艾熏五七次，以粉黄色为度　轻粉 一两

为末，用麻油炸槐枝稍枯，去渣，取油，调敷患处。

一黄散

治症同前。

黄连 一两，为末，水调，摊碗内，艾内加穿山甲一分，烧烟熏，以纯黑为度，加轻粉 五钱、冰片 二分

用槐枝煎油调敷，或猪胆汁调敷。

二合散

治症同前。

官粉 炒　槐花 炒，为末（等分）　松香 一两　银朱 四钱

共研末，纸卷成条，香油浸透，火点着一头，滴下油药，以瓷器接之，用调前药，三次即愈。

治黄水疮方① （本方为合并抄录《外科大成》青蛤散、二白散、一黄散、二合散四方，去蛤粉、石膏、冰片，加铜绿）

官粉 一两，水调，抹碗内，艾熏五七次，以粉黄色为度　轻粉 一两　黄连 一两，为末，抹碗内，艾熏之。艾内加山甲一分，烧熏黑色为度　青黛 三钱　黄柏 五钱　槐花 一两，炒，为末，听用　松香 一两，化开　铜绿 三钱，炒黄色　银朱 四钱，炒

共为细末，麻油调，搽三次即愈。鸡蛋油亦可。

治黄水疮方②

硇砂 一钱　瓦松 三钱，晒干　枯矾 三钱　小虫卧单① 三钱，晒干　轻粉 二钱　石决明 二钱，煅　铜绿 五钱　枸杞 三钱。或猫眼科，三钱，晒干，炒　壁钱 五个

共为末，醋打面糊为块，作小块，任用，香油搽。

---

① 周注：即地锦草，又名"血见愁"。

治黄水疮方③

一名赤金散。加狗牙亦可。

官粉 四钱，炒　铜绿 四钱，炒　枯矾 一两　壁钱 七个，焙黄　黄柏 二钱　赤金 二十张

将官粉、铜绿俱炒黄色为度，入凉水内去火毒，取出，候干，上五味同研末，再入赤金，再研细末，香油调搽，不过二三遍，即愈。

治薄皮黄水疮

山甲 三片　地骨皮 一钱　轻粉 一钱　官粉 一两　铜绿 一两　枯矾 一两　松香 一两　龙骨 五钱　黄柏 三钱　青黛 一钱

共研末，香油调搽。

治黄疮方

官粉 一两，炒　铜绿 一两，炒　黄丹 五钱，炒　枯矾 六钱，煅　甘石 五钱，煅　轻粉 二钱　壁钱 二十个，焙　五倍子 五钱，炒　赤石脂 三钱，煅　石决明 三钱，煅　硼砂 一钱半，研　象皮 三钱，炒

共研极细末，香油搽之。

三妙散 （抄自《医宗金鉴·外科心法要诀·卷七·腹部·脐痛》）

治肚脐出水，浸淫成片，干撒，止痒渗湿；又能治湿癣，以苏合油调搽，甚效。

槟榔　苍术 生　黄柏生（各等分）

共为细末，干撒患处。

补【方歌】三妙散用槟榔苍，黄柏同研渗湿疮，苏合油调治湿癣，收干止痒效称强。

十一、梅毒下疳方

翠云散 [抄自《医宗金鉴·外科心法要诀·卷十三·发无定处（中）·杨梅疮》]

轻粉 一两　石膏 一两，煅　胆矾 五钱　铜绿 五钱

共研细末，湿疮干撒，干疮以公猪胆汁调浓点之，每日三次，斑痕自退。

补【方歌】翠云散去疮后斑，轻粉石膏共胆矾，铜绿共研湿干撒，猪胆汁调能润干。

碧云散（抄自《外科大成·卷四·不分部位大毒·内痈总论》）

石膏 一两，煅　轻粉 一两　铜绿 五钱　胆矾 五钱

上为细末，罐收。湿疮干掺，干疮用公猪胆汁调点，一日一次，三日自干而愈。

鹅黄散（抄自《外科大成·卷四·不分部位大毒·内痈总论》）

梅疮溃烂成片，脓秽多而疼甚者宜之。

石膏 煅　轻粉　黄柏 炒（等分）

共为末，干掺即可生疤，再烂再掺，毒尽即愈。此解毒止痛收干之要药也。

琼花膏（抄自《外科大成·卷四·不分部位大毒·内痈总论》）

贴杨梅疮，并结毒筋骨疼痛，及一切腰腿疼痛，诸毒恶疮。

闹阳花根皮 一两五钱　五加皮 二两　当归身 二两　防风 五钱　荆芥 一两五钱　天花粉 一两五钱　玄参 一两五钱　威灵仙 一两　甘草 一两　真麻油 三斤

上药，浸油内七日，煎枯焦，去渣，滤净，再入官粉收膏，退火毒七日，任用，摊贴。

紫金膏（抄自《外科大成·卷四·不分部位大毒·内痈总论》）

结毒溃烂顽硬，脓水淋漓，及顽臁等症。

矾红　松香（等分）

为末，香油调敷。先用苍术 一两、川椒 三钱，水煎，熏洗毕，敷药，盖油纸，再以绢条扎紧，三日一换。

文蛤散

治杨梅结毒，小便损烂。

大五倍子，开一口，装黄丹在内，塞满，封口，盐泥再包，候干，炭火煅红，离火，冷定，去泥，用五倍、黄丹为末，搽患处即愈。

乌梅散 (方出《疡科捷径》)

治翻花疮。

乌梅 煅灰　轻粉 (各等分)

研细末，撒之。或用马齿苋，煅灰，猪脂调敷，俱效。

雄黄解毒散 [抄自《医宗金鉴·外科心法要诀·卷十四·发无定处(下)·血风疮》]

雄黄 一两　寒水石 一两，煅　白矾 四两，生

共研细末，滚水调敷。

补【方歌】雄黄解毒寒水石，白矾四两共研之，血风疮生粟米痒，滚水调敷渗毒湿。

治臭瘑疮方 ①

杨树皮 钱大，三片，要向东南的皮　槐枝上尖 三个

熬水，熏洗患处，即愈。

---

① 周注：瘑疮，病证名。指所生下疮痛而兼痒，溃而不深，形如剥皮烂杏者。亦名臊瘑。

月白散 [抄自《外科大成·卷二·分治部上（痈疽）·下部前》]

治瘙疳。

轻粉 五钱　青黛 五分　冰片 一分

为末，先用烧酒调飞丹，敷疮上，一二时洗去，敷前药。

一用儿茶、贝齿 煅、青黛（各一钱）、冰片 三分，为末用。

一用黄柏 胆炙、白及（等分），为末用。

十二、阴部湿疮方

阴湿疮，生阴毛之际，如疥如癣，瘙痒难忍，由肾虚风热所致。搽银杏散，初次痛甚，忍之，三日三上，则不痛而全愈矣。如阴毛之际如豆如饼，发痒，结蜡皮者，梅毒也，于梅门法治之。[本段及银杏散，完整抄自《外科大成·卷二·分治部上（痛疽）·下部前》]

银杏散

治阴湿疮，瘙痒彻骨，不可忍者。

雄黄　干白果粉　朝脑　生矿子灰（等分）

上为末，用干烧酒调敷，效。

治下部湿疮方

香油 四两　头发 一团　指甲 不拘多少　银朱 五分　官粉 一钱　黄丹 一钱　黄蜡 一两半　冰片 半分

慢火熬至成膏，敷患处，效。

立消散① （抄自《外科大成·卷四·小儿部·阴肿》）

治膀胱久受热毒，以致阴器肤囊赤肿胀痛。

赤小豆　赤芍药　枳壳　商陆　风化硝（各五钱）俱不见火，晒干，为末

用柏叶煎汤，候冷，调涂。

地龙散 （抄自《外科大成·卷四·小儿部·阴肿》）

治阴囊肿大。

地龙

为末，甘草煎汁，调涂患处。

十三、痔漏脱肛方

治漏疮方

白芷 一两，炒枯　枯矾 一两，煅枯　赤石脂 二钱，煅　石膏 一两，煅　轻粉 三钱，炒　蛇皮 一钱，炒　乳香 三钱，炒，研末　冰片 一分

共为细末，面糊为条，如小香粗，上患处，效。

治漏疮，用河边柳树上须一把，花椒、芥菜子各三钱，水二碗，煎，先熏后洗，其虫头黑身白，俱从疮而出，立愈。

三品一条枪① ［方出《外科大成·卷二·分治部上（痈疽）·颈项部》］

治痔漏，早晚上药，痔变紫黑，四边裂缝，至十四日，痔落，再生肌药。凡疮有眼者，亦可上之。此药甚疼，不及蟾酥锭。加硼砂、南星、硇砂。

明矾 二两　白砒 一两　雄黄 二钱半　乳香 三钱四分　硼砂 三钱　生南星 五钱，研面　硇砂 二钱五分

先将砒、矾二味为末，用铁勺煅，矾枯为度，凉时合前药，研匀，用面糊为条，听用。

生肌散① [自本方至生肌散②，共计15方，完整抄自《外科大成·卷二·分治部上（痈疽）·下部后》]

盘鸡 一个，煅存性，每用一钱　血竭 五分　儿茶 五分　冰片 一分

共为细末，吹入漏内，即收口。

养生丹

内消痔漏，百发百中。

母猪大肠 一尺，入朴硝四两。两头扎住，入瓦罐内，水三碗，煮将干，盐泥封口，勿泄气，炭火煅存性，听用　象牙 二两，末　刺猬皮 二个，煅存性　麝香 一钱　猪悬蹄 二十四个，切片，土炒　穿山甲 二十四片，土炒　乳香 三钱　没药 三钱　雄黄 三钱　地榆 三钱　大黄 五钱　青盐 七钱　白芷 一两　明矾 二钱　小活龟 三个，连肉入罐内，用泥封口，煅存性　蜂房 带子者一个，焙黄，为末　黄牛角鳃 一个，煅存性　朴硝 七钱　槐花 五钱，炒　黄蜡 一两　自然铜 五钱，煅，醋淬七次

共为末，炼蜜为丸，桐子大。每服三钱，空心，老酒送下，日进二服，服至半月出管，一月全愈。不用生肌药。

猬皮象龙丸

退管内消，不须挂线。

水银　雄黄　雌黄　矿石　禹粮石　明矾（各一两）

为末，入阳城罐内，封固，火打三炷香，水擦盏底，俟香完，过宿，取出，出火毒，听配后药。

猬皮 土炒　山甲 土炒　象牙 炒（各一两）血竭 六钱　乳香 五钱　没药 五钱　猪悬蹄 五钱，土炒

共为末，黄蜡二两，溶化，为丸，绿豆大。每服五十丸，每日三服，用槐花汤下。忌茶、酒、葱、蒜、椒、糟、房事，一月愈。

收功尽根丸

痔漏，服药全愈，须服此药，庶不再发。

枯矾 三钱　雄黄 三钱　文蛤 三钱，炒　乌梅肉 三钱，炒　冰片 一分

共为末，炼蜜为丸，分作五服，每日一服，空心，白水送下。

翻肛散

内痔，服此一剂，实时翻出。

枳壳 三两，生用　陈皮 一两

作一剂，水二盅，煎一盅，空心服。外用唤痔散敷之。

唤痔散

此药送入肛门内一时，其痔即翻出，洗净，用如圣散，日敷五六次，看痔紫黑色为度，七日，其痔自落。每日用猪蹄煎汤，洗三四次，待疮口收完，用收肛散一剂，即收之。

生草乌尖 一钱　刺猬皮 三钱　枯矾 五分　白盐 一两　麝香 三分　冰片 三分

各为细末，葱汁调药，送入。

收肛散

陈皮 三两　枳壳 一两

水二盅，煎一盅，服。

内塞散

一名龙射丸。如脏头收入，内有疼痛，用此药塞入谷道内三四夜，止痛收功。内痔肿痛尤佳。

牛黄 五分　天竺黄 五分　轻粉 五分　乳香 一钱　没药 一钱　薄荷叶 一钱　冰片 二分

共为末，用蜓蚰捣烂为丸，如枣核大，再研冰片为衣。卧时，塞一丸入谷道内，七夜为止，除根不发。

如圣散

内外一切诸痔，七日自落。

鸡粪 四两。用雌、雄鸡二只，饿二日，次早用猪胰子切碎，拌糯米粉一二合，徐徐喂之六七日，接粪四两为度，晒干，听用　雌黄 六钱　雄黄 六钱　明矾 一两　皮硝 一两　胆矾 五钱

共为末，入倾银罐内，用瓦盖之，火煅青烟为度，取出，加后药。

乳香 三钱　没药 三钱　冰片 五分

共为末，瓷瓶收，封口。用唾津调，敷痔上，良久去药，再上药，如此七次。看痔黑色，则不须上药，待七日，其痔自脱，略用生肌散，二三日收口。

二仙丹

一名赛金散。治外痔。

金脚砒 二钱　白矾 一两

二味为末，入倾银罐内，煅烟尽为度，加蝎尾 七个，瓦焙、生草乌 一钱，共为末，敷如如圣散法。

玉红散

去漏腐肉，亦可点痔。

灵药 一钱　雄黄 一钱　白丁香 一钱　蟾酥 五分　乳香 五分　没药 五分

共为末，瓷瓶收之，听用。

退管锭子

外漏，用此二三次，硬管即出。如追透通肠，亦可以穿线。诸疮漏皆用。

灵药 二钱　白丁香 一钱半　雄黄 一钱　蟾酥 一钱　轻粉 五分　乳香 五分　没药 五分　麝香 二分　蜣螂 三个，煅存性

共为末，饭为条，灯草粗，二寸长，阴干，收用。

生肌药锭

漏疮去后，用此收口。

珍珠 一钱　象牙 一钱　龙骨 一钱　儿茶 一钱　血竭 一钱　花蕊石 一钱　轻粉 五分　白芷 五分　白蔹 五分　朱砂 五分　冰片 三分

共为末，饭为条，阴干，收用。不可加减。

药线

鲜芫花根 一钱　雷丸 五钱　蟾酥 一钱　草乌 三钱

水二盅，煎一盅，去渣，取汁。用生丝一钱，入药汁内，以文火煮汁将干，存汁一小酒盅，取起，晒干，复浸汁内，又晒，又浸，以汁尽为度，晒干，包收，听用。至六七月，取露天蜘蛛丝，做成药线，任用。

生肌散②

用线挂开者，此药收口。诸疮，长肉收口。

甘石 一两，煅，三黄汤内七次　木香 五钱　降香 五钱　乳香 五钱　没药 五钱　血竭 五钱　儿茶 五钱　黄柏 五钱　黄连 五钱　白芷 五钱　白蔹 五钱　龙骨 三钱　冰片 一钱　麝香 三分　赤石脂 一两，煅　黄丹 一两，飞七次　海螵蛸 汤泡，去皮，五钱

共为细末用。

生肌散③

轻粉 一两，炒　血竭 五钱　赤石脂 三钱，煅　牡蛎 二钱，煅　乳香 二钱，炒　没药 一钱，炒　龙骨 二钱，煅　白芷 三钱，炒焦　冰片 二分　珍珠 二分　枯矾 二钱，煅　朱砂 一钱

共为末。

白银锭

治漏疮有孔者。

白芷 二两　白矾 一两　牡蛎 一钱

三味为末，铜勺内熔化成块，再入山炭火煅，令烟出净，取出，为末，用面糊和成锭子，插入漏疮内，至疼处为止，每日只插三次，至七日为止，九日结痂而愈。如有不愈者，生肌药可收功。

敷痔方 ［自本方至制砒法"用之以通气"，完整抄自《外科大成·卷二·分治部上（痈疽）·下部后》］

胡黄连 五钱　血竭 二钱　儿茶 二钱　熊胆 三钱　冰片 一钱　麝香 三分，一加硼砂 一钱，一加铅白霜 二钱

为末，用苦食磨水，调敷。

药线方（《外科大成》名为"退管药线类方"，内容大同）

用白砒 一两、雄黄 五钱为末，入罐内封，打三炷香，水频擦盏，取出，加乳香、没药（各五钱），用白及些须，水调成线，以黄柏末为衣。

用白砒 五钱、雄黄 五钱、朱砂 五钱、水银 三钱、白矾 一两，为末，升打如前法，做线，加鹿筋 土炒黄，为末，为衣，

入疮不痛。

用硼砂 一两、雄黄 一两为末，入罐内，盖白矾末 一两，升打如前，糊和成线，入管内，七八日抽出管，易生肌药。如鼠疮，取麦粒大一粒，入疮内，日二次，不痛发肿，三日腐脱。多年结毒，甚效。

用白砒末 五钱，入铁锅内，次盖白矾末 一两五钱，火煅，矾枯，喷水一口于矾上，即以绵纸盖矾上，再随喷水三五口于纸上，即以锅盖盖之，看纸上白霜为度。无霜，再煅喷。如有霜，去纸，入去油乳香、没药末（各一钱），盖矾上，离火，候冷，取出，为末，用飞罗面打糊，成条，插用，以管退为度。

加蝎尾 七个、生草乌末 一钱，枯痔甚佳，搽如如圣散法。

制砒法

如白砒一两，用黄连、黄柏、黄芩（各五钱），甘草、绿豆（各半合），水五碗，煎汤，煮砒，以汁干为度，次再升打。若生用白砒，则毒气入腹，反生奄忽。

做条有法：用山慈菇粉，打糊，和条；做条时，以猪鬃为心，搓成条，略晒，抽出鬃，则药条成筒，用之以通气。

治脱肛方，用万年青 连根，煎水，熏洗，立收。

治大便不通方。海盐 一两，炒，研末、蜜 二两，同盐一处炒、麝香 一分，外入，作四丸，用葱白送入肛门内，三个时辰即通。

十四、生肌诸方

生肌定痛散①（抄自《外科大成·卷一·主治方·生肌类方》）

溃烂红热，肿痛无腐者，用此定痛，生肌。

石膏 一两，煅　乳香 五钱　血竭 五钱　轻粉 五钱　冰片 一钱

有水，加白芷、龙骨（各一钱）。不收口，加鸡内金 一钱，炙。

为末，掺之。

生肌定痛散②（抄自《医宗金鉴·外科心法要诀·卷二·生肌类方》）

溃烂红热，肿痛有腐者，用此化腐，定痛，生肌。

生石膏 一两，为末，用甘草汤飞五七次为度　朱砂 三钱　硼砂 五钱　冰片二分

上四味，共为末，撒患处。

补【方歌】生肌定痛治溃烂，肿疼红热实相宜，石膏飞过朱砂用，共入冰硼细撒之。

轻乳生肌散（抄自《医宗金鉴·外科心法要诀·卷二·生肌类方》）

此散治溃烂红热，肿痛腐脱者，用此定痛生肌。

石膏 一两，煅　血竭 五钱　乳香 五钱　轻粉 五钱　冰片 一钱

上为末，撒之。若疮有水，加龙骨、白芷（各一钱）；如不收口，加鸡内金 一钱，炙。

补【方歌】轻乳生肌治腐脱，石膏血竭乳轻冰，若然有水加龙芷，收口须添鸡内金。

退疔生肌散

乳香 一钱，生　没药 一钱，生　儿茶 一钱　轻粉 三分　海螵蛸 一钱　龟板 一钱，土炒　鳖甲 一钱，土炒　血竭 一钱　硼砂 四钱　黑铅 一钱　水银 一钱，二味升一处　白芷 一钱

共为细末，散疮生肌。

生肌散④

人参 二钱　当归 二钱　轻粉 四钱　血竭 二钱　儿茶 二钱　花蕊石 一两，煅，童便浸七次　海螵蛸 一两　龙骨 五钱　虎骨 二钱　南星 二钱，九转　枯矾 一两　冰片 二分　珍珠 五分　白蔹 二钱

生肌散⑤

田三七 二钱　轻粉 五钱，炒　血竭 五钱，煅　龙骨 三钱，煅　象皮 三钱，煅灰　牡蛎 二钱，煅　乳香 三钱，炒　没药 三钱，炒　赤石脂 五钱，煅　僵蚕 一钱，炒　黄丹 一两，炒　石膏 一两，煅　朱砂 一钱　冰片 二分　珠子

共研极细末，瓶收，听用。

生肌散⑥

花蕊石 一两，煅，童便淬　海螵蛸 一两，煅　赤石脂 一两，煅　龙骨 三钱，生，研末　人参 二钱　乳香 二钱，去油　没药 二钱，去油　血竭 三钱　象皮 二钱，剉末，研面　白蔹 二钱　冰片 三分　麝香 二分　珍珠 五分，制

共为细末，疮生肌迟漫，或虚弱之人用，掺疮上，以膏盖之。

生肌散⑦（抄自《外科大成·卷一·主治方·膏药类方》）

俟腐尽，生肌用此。

人参　龙骨　赤石脂　乳香　没药　血竭　轻粉（各二钱）贝母 三钱　珍珠 一钱　冰片 一钱，一加白蜡二钱

上为细末，瓶收，听用。

168

生肌药方①

赤薮 五钱　白薮 五钱　白芷 五钱，炒枯　白龙骨 三钱，煅　地骨皮 五钱，炒焦　藁本 五钱　山甲 二十片，麸炒起泡　枯白矾 五钱，煅透　蛇蜕皮 一钱，焙黄

共研极细末。

生肌药方②

骨碎补 三钱　地骨皮 三钱　白芷 三钱　龙骨 三钱　枯矾 三钱　象皮 二钱　血竭 三钱　黄丹 三钱　蛇皮 一钱　赤石脂 三钱

共为细末，听用。

珍珠散

珍珠　乳香　没药　血竭　儿茶　龙骨　象皮　轻粉　黄丹　枯矾　白蜡　冰片　麝香（共等分）

共为极细末，生肌，效。

生肌珍珠散①

石膏 一两，煅　白石脂 一两，煅　海螵蛸 一两，煅　象皮 一两，蛤粉炒　轻粉 五钱　乳香 三钱　硼砂 三钱　牡蛎 三钱　珍珠 一钱　冰片 一钱

共为细末，上患处，用膏盖之，生肌。

生肌珍珠散②

石膏 煅　象皮 蛤粉炒　海螵蛸 煅　白石脂煅（各一两）轻粉 另研　乳香 炙　没药 炙（各四钱）冰片 二分

共为细末，听用。此方解毒，化疗疮毒，破后难以收口，用之，上于患处，去腐生肌。

腐尽生肌散（抄自《医宗金鉴·外科心法要诀·卷二·生肌类方》)

此散治一切痈疽等毒，诸疮破烂不敛者，撒上即愈。

儿茶 三钱　乳香 三钱　没药 三钱　血竭 三钱　旱三七 三钱　冰片 一钱　麝香 二分

共为细末，撒之。

疮有水，加龙骨 一钱，煅。欲速敛口，加珍珠 一两、蟹黄二钱，蒸熟，晒干用。

或用猪脂油半斤，化开，去渣，加黄蜡一两，溶化，倾碗内，稍温，加前七味，调成膏，摊贴痈疽破烂等证。若杖伤，则旱三七倍之。

一用鲜鹿腿骨，纸包，灰内煨之，以黄脆为度。如黑焦色，则无用矣。为细末，撒之，生肌甚速。

补【方歌】腐尽生肌疮不敛，儿茶乳没冰麝香，血竭三七水加骨，收口珍珠共蟹黄。或用猪油溶黄蜡，调前七味贴之良，一用火煨鹿腿骨，为散生肌效甚长。

十五、祛腐敛疮方

治疮顽肉不去方 （方出《外科选要》）

用生南星末，加冰片，掺之，膏盖，过宿，去腐如井。弱人用人参末掺之，二三次，腐肉自脱，且易收口。

华佗累效散 （抄自《医宗金鉴·外科心法要诀·卷十一·足部·甲疽》）

治甲疽，生足指甲旁，胬肉突出，色红，十指同。

乳香 一钱　硇砂 一钱　轻粉 五分　橄榄 三枚，烧存性　黄丹 三分

共为末，香油调，搽嵌甲，白膏药盖贴，胬肉消尽为度，即愈。

补【方歌】华佗累效敷嵌甲，黄丹轻粉乳硇砂，橄榄核烧同碾细，香油调浓患处搽。

麦饭石膏（抄自《外科大成·卷四·不分部位大毒·内痈总论》）

治痈疽恶毒，消肿生肌。

麦饭石 二两，煅，醋淬十二次　鹿角 四两（泥固，煅黄色）　白蔹 一两

为末，用陈米醋调如稀糊水，烟起鱼眼泡，取起，涂于肿处。

治发背已破者。用鳖甲，焙黄，研细末，撒上，能起烂肉，生肌。

治诸疮死疔，不生肌肉。猪毛烧灰存性，研末，撒在疮上，用膏盖之。

治一切疮有烂死肉。用地榆为末，掺之，死肉自去，止痛生肌。

痂后痘疔，溃见筋骨者方（抄自《外科大成·卷四·小儿部·痘里疮痈》）

密陀僧 二钱　赤石脂 一钱　腻粉 一钱　黄柏 一钱　杭官粉 一钱　伏龙肝 一钱　血竭 一钱　飞丹 八分　发灰 五分　乳香 三分　没药 三分　冰片 半分。若有臭气，加阿魏 三四分

上为细末，掺之。外用膏药盖之，内服人参败毒散，加山甲、蝉蜕、连翘。

治疮不收口方（抄自《外科大成·卷一·主治方·溃疡外治附余》）

疮不收口，因于虚者须大补之，外用人参、珍珠等分为末，掺之即痂。凡生肌药，必用人参汤浸过，晒干，再用人乳浸过，其功捷。

治脚面上生疮不收口。松香、枯矾、杉木，烧灰存性，各一钱，共为末，香油调敷，数次即愈。（方出《急救广生集》）

治疮不收口，用猫骨或狗头骨，烧灰，研末，上患处，即收口。

治疮口光无脓，用苍耳子，焙黄，为末，香油调搽。

治疮黑疔突兀方。疮已溃，中有黑疔突兀，入筋头状，坚硬，痛不可忍。用紫绛真香，剉豆大一块，炒焦黑，为末，掺疔上，二三次，则疔尽去矣。

治一切疮内肉出。乌梅，烧灰，为末，掺患处，恶肉立尽，极妙。

治手足指上疮内凸出餐肉，用乌梅，灰火烧焦存性，为末，上餐肉上，餐肉自回。

治诸疮脓水不干方。白龙骨 二钱、寒水石 三钱、黄丹 一钱、共研细末，干上疮，一料六分为准。

治疮口不合方（方出《瑞竹堂经验方》，原名"桃花散"）

白蔹 炒　赤蔹 炒　黄柏 炒（各三钱）轻粉 一钱，微炒

共为细末，散疮口上，效，以膏盖之。

珍珠八宝散（方出《良朋汇集》）

珍珠 煅　海巴 煅　乳香　没药　血竭　儿茶（各一钱）

冰片 五分　麝香 三分

共为末，上患处，神效。

去腐破口方

白矾 一钱，煅透　雄黄 一钱　猪鬃灰 不拘　猪指甲灰 不拘　硇砂 五分　白丁香 三分　巴豆 十个，去油　乳香 五分　没药 三分　射干 少许

共为末，面糊为小定，任用，以膏盖之，效。

十六、治疗方

起首脉散，牙紧心慌，手足麻木，闭目不语，喉肿心疼。医多不识此症，误认为喉风。此症名曰"朱砂症"，又名"心经疔"。用药后，以捻子照前后背心二处，见有红点，用针挑出，即愈。（抄自《验方新编·卷一·咽喉》）

羊毛疔，身发寒热，状类伤寒，但前心后心有红点如蚤斑者是也。视其斑，黑色者为老，淡红者为嫩。取深红者，用衣针于斑上挑出羊毛，前后心各挑五七个，用黑豆荞麦粉涂之，实时汗出而愈。（抄自《外科大成·卷四·不分部位大毒·内痈总论》）

一法用明雄黄二钱，青布包扎，蘸热烧酒，于前心擦之，自外圈入内，其毛即奔后心，再于后心擦之，其羊毛俱拔出于布上，埋之。忌茶水一日。（抄自《外科大成·卷四·不分部位大毒·内痈总论》）

红丝疔，生于手，有红丝入腋，入腋者不治；生于足，有红丝入腹，入腹者不治；生于唇，有红丝入喉，入喉者不治。宜于红丝尽处刺断，搽离宫锭子；次于原处挑之，搽拔疗散，内服蟾酥丸。（抄自《外科大成·卷四·不分部位大毒·内痈总论》）

治红丝疗疮，以针挑断其丝，以年久粪坑上碎木橡子煅灰为末，用饴糖拌之，敷疗上，愈。

治疗救急方

蟾酥 一钱　蚰蜒 七条　蜈蚣 一条　全蝎 一钱　雄黄 一钱　蜗牛 十个　麝香 一分

共为末，人乳调敷，尤效。

拔疗散（抄自《外科大成·卷四·不分部位大毒·内痈总论》）

治疗毒甚者，挑后填此，真有回生之功，勿轻忽之。

朱砂　硇砂　白矾 刀上煅枯　食盐 各用铁锈刀烧红煅之枯，等分

上各研末，择丁日午时，共合一处，研细末，瓶收，听用。

十七、赘瘤痣斑方

枯瘤方 （抄自《外科大成·卷四·不分部位大毒·内痈总论》）

治初起未破者，根蒂小者。

白矾　硇砂　硼砂　轻粉　雄黄　黄丹　乳香　没药（各一钱）斑蝥 二十个　田螺 三枚，大者，去壳，晒干，切片

共为细末，用糯米粥调和，捏作小棋子样，晒干，听用。先灸瘤顶三壮，以药饼贴之；次以水调黄柏末敷，盖药饼，候十日外，其瘤自枯落；次用敛口药。

敛瘤方 （抄自《外科大成·卷四·不分部位大毒·内痈总论》）

治瘿瘤枯落后，用此搽之，自然生肌收口。

血竭 一钱　轻粉 一钱　龙骨 一钱　象皮 一钱　海螵蛸 一钱　乳香 一钱　鸡蛋 十五个，煮熟，用黄熬油一小盅，调前药，听用

先用甘草水洗净，再以鸡翎蘸药涂之，再用膏盖之，每日早晚各敷洗一次。

缚瘤法（抄自《外科大成·卷四·不分部位大毒·内痈总论》）

治瘿瘤，根蒂小者用之，亦可扎痔。

桑白皮 刮细　芫花 倍之

同入罐内，醋煮一炷香时，取出，搓线，扎一夜即落，次用龙骨、诃子、细茶 等分为末，敷敛疮口。

治刺瘊方。蒲公英白汁，日日点于瘊上，数日自落，甚效。用过，神效。稍瓜根汁亦可。

治黑斑方 ［抄自《外科大成·卷三·分治部下（小疵）·面部》］

一名"四白散"。点痣去斑。

糯米 三百五十粒　巴豆 取肉，五个，用夏布包住　石灰 鹅蛋大一块，冲滚水一碗，泡化

以水煮米、巴豆成饭，取出，乘热加硇砂末一钱，杵匀，仍加石灰水，研如糊，瓶收，听用。针挑患处，点之，以纸封之，三四日自脱；再用生肌药，或贝叶膏、莹珠膏、生肌散，效。忌酱醋。愈后无痕。

时珍正容散（抄自《医宗金鉴·外科心法要诀·卷三·面部·雀斑》）

治雀斑。

猪牙皂角　紫背浮萍　白梅肉　甜樱桃枝（各一两）

焙干，兑鹰粪白三钱，为细末，早晚用少许，手心内，水调浓，搓面上，良久，以温水洗面，用至七八日后，其斑皆落。

补【方歌】正容散洗雀斑容，猪牙皂角紫浮萍，白梅樱桃枝鹰粪，研末早晚水洗灵。

消风玉容散［抄自《医宗金鉴·外科心法要诀·卷十四·发无定处（下）·癣》］

绿豆面 三两　白菊花 一两　白附子 一两　白芷 一两　熬白食盐 五钱

共为末，加冰片 五钱，再研匀，收贮。日洗面，以代肥皂，除风去癣最为先。

补【方歌】消风玉容绿豆面，菊花白附芷食盐，研加冰片代肥皂，风除癣去最为先。

十八、外科杂症外治方

治流火肿毒，葱白一把、盐一撮，共捣烂，敷之，痛止，即是流火。

三白散［抄自《医宗金鉴·外科心法要诀·卷十四·发无定处（下）·漆疮》］

此散敷漆疮，去热解毒，功效速。

铅粉 一两　轻粉 五钱　石膏 三钱，煅

共研匀，韭菜汁调敷，纸盖。如无韭菜汁，凉水亦可。如无此药，神曲一味，研细末，用生蟹黄调，涂患处，甚效。

补【方歌】三白散敷漆疮消，轻粉铅粉煅石膏，去热解毒功效速，研匀须用韭汁调。

立消散②［抄自《外科大成·卷二·分治部上（痈疽）·面部》］

治大头风，头面虚肿如泡。

草乌 一两　白及 一两　甘遂 一两　小良姜 三钱　甘草 三钱　麝香 一钱

为末，用苍耳捣汁，加醋调匀，鸡翎蘸，扫肿处，立消。

治男女疟腮。靛花 三钱、白矾 三钱，醋调，扫上，即愈。

治疟腮脸肿，用花椒树根下土，和水敷之，或用葱白、蜂蜜、花椒、白面，共捣烂，敷之。

治羊胡疮。黄柏 一钱、青黛 五分、红枣 二个，煻火烧焦存性，共研细末，撒之，香油搽亦效。

治男妇汗斑，用陀僧 三钱、硫黄 一钱、海螵蛸 一钱、川椒 七粒，共为末，生姜汁和药，抹患处，立效。

润肌膏（抄自《医宗金鉴·外科心法要诀·卷三·头部·白屑风》）

治白屑风。

香油 四两　奶酥油 二两　当归 五钱　紫草 一钱

将当归、紫草入二油内浸二日，文火炸焦，去渣，加黄蜡五钱，溶化尽，用布滤，倾碗内，不时成膏，用柳枝搅冷。每用少许，擦二次效。

补【方歌】润肌膏擦白屑风，肌肤燥痒用更灵，酥香二油归紫草，炸焦加蜡滤搅凝。

密陀僧散 ［抄自《医宗金鉴·外科心法要诀·卷十三·发无定处（中）·紫白癜风》］

治紫白癜风，搽之，效。

雄黄 二钱　硫黄 二钱　蛇床子 二钱　密陀僧 一钱　石黄 一钱　轻粉 五分

共研细末，醋调，搽患上，即效。

补【方歌】密陀僧散风湿患，入腠成癜紫白斑，雄硫轻粉蛇床子，石黄共末醋搽痊。

斑蝥膏 ［抄自《医宗金鉴·外科心法要诀·卷十二·发无定处（上）·乌白癞》］

治白癞风。

斑蝥 十四枚　大蝮蛇 一条，头尾全者，晒干

黄酒七碗，同药入瓶内，用煻火煨酒，至一碗，滤去渣，收贮。每用薄薄涂于患上，癞自平。

补【方歌】斑蝥膏搽白癞风，蝮蛇黄酒入瓶中，糠火煨酒取涂患，以毒攻恶癞自平。

猪蹄汤（抄自《医宗金鉴·外科心法要诀·卷二·洗涤类方》）

黄芩　甘草　当归　赤芍　白芷　蜂房　羌活（各等分）

共为末，看疮之大小，定药之多少，先将貒猪前蹄一双，用水六碗，煮蹄软为度，将汁滤清，再去汁上油花，即用药末一两，投于汁中，再用微火煎十沸，滤去药渣，候汤微温，洗。

补【方歌】猪蹄汤治痈疽毒，已溃流脓用此方，消肿散风能止痛，芩甘归芍芷蜂羌。

《类聚》祛风散［抄自《医宗金鉴·外科心法要诀·卷十三·发无定处（中）·大麻风》］

专搽遍身疠风疮。

硫黄 二两　寒水石 二两　枯白矾 二两　贯众 二两　蛇床子 一两　朴硝 五钱

共研细末，腊月猪脂捣烂，调敷。

补【方歌】《类聚》祛风散硫黄，寒水枯矾硝蛇床，贯众细研猪脂捣，专搽遍体疠风疮。（《医宗金鉴》）

治坐板疮。此症二名，亦名"风疳"。芫花、川椒、黄柏（等分），熬汤，烫洗，即消。（抄自《医宗金鉴·外科心法要诀·卷九·臀部·坐板疮》）

治坐板疮。用黄柏、枯矾、石膏（各等分），为末。先用花椒水洗，后以药撒之，即愈。

牛角散（抄自《医宗全鉴·外科心法要诀·卷十一·足部·牛程蹇》）

治牛程蹇（周注：《外科正宗·牛程蹇》："牛程蹇，程途奔急，热脚下水见风，以致气滞血粘，结成顽硬，皮肉荣卫不滋，渐生肿痛。"相当于现代医学所谓的"跖疣"，即生于足底部的寻常疣，其特点是足底皮损为角化丘疹、斑块，有明显压痛），久破，脓水流，不痊。

松香　轻粉　水龙骨 即旧船底油石灰　牛角尖 烧灰

共为末，牛骨髓调搽。

补【方歌】牛角散治牛程蹇，久破脓水流不痊，松香轻粉水龙骨，牛角烧灰须用尖。

蟾酥捻子（抄自《医宗全鉴·外科心法要诀·卷四·项部·瘰疬》）

蟾酥 黄豆大一块　白丁香 十五粒　寒水石 黄豆大一块　寒食面 黄豆大一块　巴豆 十粒，去壳

上各研细，共合一处，再研匀，炼蜜搓成条子。每用一根，用针将瘰疬当顶上针一孔，插条子入孔内，用膏盖

住，数日后，顽根自脱，以脓净硬退为效。如硬未退净，再用，以尽为度。

补【方歌】蟾酥捻子化坚方，瘰疬将溃纳入疮，寒水石共巴豆肉，寒食面与白丁香。

搽疬疮单方。陈年酱瓜蒂，随疮口大，塞之，极痛，须忍之，半日取出，疮自干，愈。[抄自《外科大成·卷二·分治部上（痈疽）·颈项部》]

十九、灸法

附子饼灸法^{（自本法至麦冬粳米饮，完整抄自《医宗金鉴·外科心法要诀·卷一·痈疽总论治法歌·痈疽灸法歌》）}

治多骨疽或骨胀，由肾虚也。

生川附子，为末，黄酒合，作饼，如三钱厚，按疮上，以艾炷灸之，每日灸数壮，但令微热，勿令疼痛。如饼干，再易饼灸之。务以疮口红活为度。治溃疡，气血俱虚，不能收敛，或风寒袭之，以致血气不能运行者，实有奇验。

豆豉饼灸法

治痈疽发背，已溃未溃，用之。

江西淡豆豉，为末，量疮大小，黄酒合，作饼，厚三分，置患处，灸之，饼干再易。如有疮孔，勿覆疮孔上，四布豉饼，列艾在上，灸之，令微热，勿令肉破。如热疼，急易之。日灸三次为度，疮孔出汗即瘥。

蛴螬灸法

疳瘘恶疮，诸药不验者，取蛴螬，剪去两头，按疮口上，以艾灸之，七壮一易，不过七枚，无不效者。

麦冬粳米饮

治痈疽阴疮法当灸，或灸太过者，或阳疮不应灸而误灸者，以致火毒入里，令患者头晕浮肿，神昏痰涌，吁吁作喘。急服此药，以清解火毒，甚效。

麦门冬 去心　粳米（各三钱）

水二盅，煎一盅，徐徐热服。能治灸后头项肿，神昏痰涌作喘声，水煎服之功最勇。

补【方歌】麦冬粳米各等分，能医灸后头项肿，神昏痰涌作喘声，水煎徐徐功最勇。

阳燧锭（抄自《医宗金鉴·外科心法要诀·卷一·痈疽总论治法歌·痈疽烙法歌》）

蟾酥 末　朱砂 末　川乌 末　草乌 末（各五分）直僵蚕 末，一条

以上共和匀，用硫黄 一两五分，置勺内，微火炖化，次入前药末，搅匀，再入当门子麝香 二分、冰片 一分，搅匀，

倾入湿瓷盘内，速荡转成片，作冷取，收瓷瓶内。用时，取甜瓜子大一块，要上尖下平，先用红枣肉搽灸处，粘药于上，用灯草蘸油燃火，焠药锭上，灸五壮，或七壮、九壮毕，即饮米醋半酒盅，候起小疱，用线针串破，出黄水些须，贴万应膏，其毒即消。如风气痛，用筋子于骨缝中按之酸痛处，以黑点记之，灸之。再，诸疮初起，于肿处灸三五壮，立瘥。

补【方歌】阳燧锭灸寒肿疮，朱砂二乌僵硫黄，火炼加蟾共冰麝，乘热倾出成片良。

神灯照法（抄自《医宗金鉴·外科心法要诀·卷一·痈疽总论治法歌·神灯照法歌》）

朱砂 二钱　雄黄 二钱　血竭 二钱　没药 二钱　麝香 四分

共研细末，每用三分，红绵纸裹药，搓捻，长七寸，麻油浸透，听用。离疮三寸，在疮上四围照之，照后用敷药围敷疮根，比疮晕大二三分为准，疮口用万应膏贴之。如干，反有脓，用猪蹄汤润洗之。如已溃大脓，不必用此照法。

补【方歌】神灯照法功速急，麝没雄朱血竭宜，为末纸裹麻油润，火点熏疮火毒离。

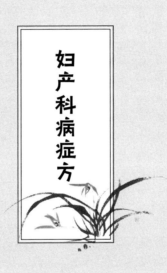

妇产科病症方

一、通治方

独行散

治妇人杂症，百药不效，一服即愈方。

荆芥穗 三钱　黄酒 一酒盅

水煎，温服，效。

女金丹

调经养血，安胎理气，癥瘕血痨，腹痛顽麻，崩漏带下，胎前产后，诸虚百损，每可服之二三钱。

川断 一两　甘草 一两　熟地 二两　白芍 二两，炒　白术 二两，米泔炒　人参 二两　山药 三两　杜仲 一两，炒断丝　当归 三两　茯苓 二两　益母草 八两　香附 一斤，作四分制，盐、醋、黄酒、童便浸

共为末，蜜丸，桐子大。每服二三钱，黄酒送下，或滚水亦可。

坤顺丸

粤东周少川秘传。

益母草 三钱，代子，忌铁器　白芍 三钱，酒炒　当归 酒炒　川芎 姜汁炒　生地 姜汁炒　熟地 姜汁炒　紫苏 连子蒸　白茯苓　沉香　香附 童便、盐水浸　条芩 酒浸　橘仁 盐水浸　白术 土炒　乌药（各五钱）　人参 去芦　牛膝 酒浸，炒（各二钱）　琥珀 柏子炒　阿胶 蛤粉炒　木香（各二钱五分）　砂仁 炒，研　甘草（各一钱五分）

共为细末，炼蜜为丸，重一钱五分。凡妇人，无病久服每一丸，百病不生，身壮体健，气血调和。百病按引开列于后。

一、治气滞胁痛，黄酒下。

一、治呕吐痰涎，生姜汤送下。

一、治血迷谵语，薄荷汤送下。

一、治喘，假苏桔梗汤送下。

一、治喘嗽，杏仁桑汤送下。

一、治虚烦，归身麦冬汤送下。

一、治咳嗽，冬花贝母汤送下。

一、治遍身胀痛，米汤送下。

一、治泄泻不止，米汤送下。

一、治黄肿，小便结，木香灯心汤送下。

一、治大便红，黄连汤送下。

一、治痢疾，红枣汤送下。

一、治赤白痢，阿胶肉蔻汤送下。

一、治大便结，陈皮汤送下。

一、治赤白带下，阿胶汤送下。

一、治经闭，桃仁红花归尾汤送下。

一、治孕妇，归身汤送下。

一、治难产者，炒盐汤送下。

一、治行经腰疼痛，防风羌活汤下。

一、治胎动不安，糯米汤送下。

一、治胎衣不下，童便送下。

一、治产后恶露不净，童便下。

一、治产后血迷头晕，当归汤下。

一、治乳疼，金银花蒲公英汤下。

一、治产后中风，童便送下。

一、治产后不思饮食，麦冬山楂汤下。

如遇病不知引者，或黄酒、童便送下俱可。

十珍香附丸（方出《滇南本草》"香附"条下）

系调经奇方，进饮食，健脾胃，补气血，种子，百病皆除，凡妇人一生不可少也。

香附 十四两，分七份：醋炒，二两；盐水浸，炒，二两；童便浸、炒，二两；小茴香同浸，四两，晒干，去小茴香，二两；余二两，无用浸、炒；益智仁、萝卜子同浸，四两，二两捞去萝卜子。凡浸此药，春五日，夏三日，秋五日，冬七日。制完，单用香附米，入砂锅内，加蕲艾四两，黄酒煮黑色，用净米，加当归 四两、熟地 二两，姜汁拌炒、白芍 四两，酒浸、白术 二两，土炒、砂仁 一两半、生地 二两半，姜汁酒拌炒、川芎 微炒、白茯苓 炒、枣仁 炒、萸肉、橘红、阿胶（各二两）、甘草 九钱、天冬 二两七钱，去心、黄芩 二两五钱、元胡索 一两五钱，炒、益母草 四两，炒

以上连前炮制诸药，并香附米，共为末，用神曲打糊，为丸，桐子大。每服二钱或三钱，白水送下。

调经丸 ①

此方，仙传圣药，与世不同。

茯苓 一两半，酒炒 嫩黄芪 三两，补中实 枣仁 三两，散心，炒 拣白术 三两，土炒 归身 三两，补血，酒炒 炙草 一两，补中和中 川断 二两，壮筋骨，酒炒 杜仲 二两，补腰肾，酒炒，壮筋骨 炙香附 二两，温肝，酒炒，调气 阿胶 二两，粉炒 条芩 一两，酒炒，补肾 白地榆 二两，凉大肠 大熟地 二两，温肝，酒炒，

---

① 调经丸：本方与宁坤至宝丹大同小异，应为同出一级。

调气　白芍 一两半，酒炒　枸杞子 二两，焙炒　北五味 六钱，炒，收敛之气　丹参 一两半，补心凉血

上共十七味，俱研细末，朱砂 三钱，为末，外包，每锭二钱重，以朱砂为衣，外裹赤金一张。引开后。

妇人若无子者，服之得子；有胎，服之安胎；临产者，服之催生；产后，服之却病。

一切妇女科病症，随服之，即愈，其效如神。虔修此药，以广仁功。详列细条，对症取服。

一、补虚坐孕。凡久不坐孕者，皆因气多血少，经脉不调，或前或后，或多或少，腹疼绞胀，或赤淋白带，腰疼胃疼，夜热心烦，饮食或少，每日用莲子汤服一锭，诸病悉调，即能坐孕，皆用白水服之一锭，养血安胎。孕妇每月十余锭，胎安身健。若常患小产者，必宜预服。若胎气失调者，呕吐虚烦阻食，浮肿气急，体瘦腹疼，漏胎下血，或劳动伤胎，或见红白者，莲子汤服一锭，即效。势急，浓煎人参汤，服数锭，效。

一、临产定心。生产自有定候，如瓜熟自落，不宜勉强催之。疼阵作时，白滚汤服一锭，胎自顺下。若有横生者，不必惊忙，白滚汤调童便服数锭，母子全保，万无一失。或惊太早，以致难产者，冬葵子三钱，煎汤调服。

自产后一二日，以白滚汤调服，生新血，去瘀。若下

血过多者，白滚汤调童便服；畏便者，莲子汤调服。或恶不止，腹疼有块者，山楂三钱、红花一钱，煎汤调服。若寒热往来，有外感者，荆芥穗一钱，煎汤调服。若虚汗者，人参汤调服。虚烦狂躁者，腹满气急，一切危症，俱宜白滚汤调服，无不神效。

宁坤至宝丹（方出《卫生鸿宝》）

或为丸，三钱重，朱砂为衣，每丸赤金一张裹住，亦可。

口黄芪 三两，酒炒　白术 二两，土炒　茯神心 一两五钱，乳汁浸　枣仁 二两，炒焦　当归身 二两，酒炒　香附 二两，制　续断 二两，酒炒　白芍 一两五钱，酒炒　杜仲 二两，盐水炒　条芩 二两，酒炒　枸杞子 二两，炒　大熟地 四两，姜汁炒　北五味 六钱，焙　丹参 一两五钱，酒炒　甘草 二两，蜜炙　阿胶 二两，蛤粉炒成珠　血余 二两，焙炼不见火，大块，无秽气者用

共为细末，炼蜜为丸，梧桐子大。每服三钱，按症照引调服。瓶收贮，备用，朱砂为衣。

补虚生子。凡久不孕者，气多血少，经脉不调，或先或后，或多或少，或腹疼绞胀，或赤淋白带，或腰疼胃疼，夜热心烦，饮食减少，每日莲子汤服三钱，即愈。

养血安胎。妊娠，每月服十余丸，胎安身健。如常患

小产者，更宜预服。胎气失调者，呕吐恶心，虚烦阻食，浮肿气急，腰腹疼痛，下血漏胎，劳动失调者，胎伤或见红白者，莲子汤服一服或二丸，立效。

临产立心。生产自有定数，如瓜熟蒂断，不可勉强催生。痛症作时，用开水服一丸，自然顺生。若有横生、逆生、异产者，不必着忙，用童便服几次，母子两全。或觉太早，以至难产者，用冬葵子三钱，煎汤，调服，即产。

产后却病。产后一二日间，用开水服一二服，生新去瘀；下血过多，用童便服，或莲子汤下；如恶露不行，腹疼块瘀，山楂、红花（各一钱），煎汤下；兼虚汗者，人参汤服，此宜斟酌。虚烦狂躁，腹满气急，一切杂症，俱用开水服，每服三钱为度。

此丹无论老少、妇女，或血崩、尿血，或因血虚，周身筋骨疼痛者，俱用开水服之，立效，屡试屡验。

附：汤药方。此药调经和血。

当归身 三钱　川芎 一钱半　木通 一钱　赤芍 一钱半　陈皮 一钱半　香附 二钱，炒　红花 一钱，酒洗净　丹皮 一钱半　延胡索 一钱，醋炒　乌药 八分　缩砂 一钱半，炒，研　甘草 五分

生姜三片为引，煎服。

治经脉不调，候经水将来，服之。

当归 一钱五分　川芎 一钱五分　生地 一钱五分　白芍 一钱五分

小茴香 一钱半　香附 二钱　丹皮 一钱五分　栀子 一钱五分，炒　乌药 一钱　麦冬 一钱五分　甘草 三分

　　水煎服。

四物汤（抄自《养生类要·后集·济阴类》）

　　川芎　当归　白芍药　熟地（各等分）

　　上用姜一片，水煎服。

　　经水过期不行，血寒血少也，本方五钱，加香附、莪术（各一钱）、苏子 八分、桃仁 三十粒、红花、官桂、木通（各七分）、甘草 三分，空心，煎服。

　　经水先期而来者，血热也，加黄柏、知母、条芩、黄连（各七分）、甘草 三分，生、人参、阿胶、艾叶（各五分）、香附、荆芥穗（各一钱），空心，煎服。

　　血枯经闭，本方一半，加桃仁、红花，共五钱，空心，煎服。

　　若色淡者，痰多也，本方去地黄，加二陈汤，等分，和服之。

　　若紫黑色者，血热也，本方五钱，加黄芩、黄连、荆芥穗（各一钱），煎服。

　　临行，腰腹疼痛，乃郁滞，有瘀血，加桃仁、红花、莪术、玄胡索、香附（各一钱）、木香 一钱，另研入。

潮热发热，本方五钱，加地骨皮、薄荷（各一钱五分）、柴胡、防风（各五分）、甘草 三分、乌梅 一个，同煎，食远服。

虚寒者，用熟地黄，加干姜、官桂、吴茱萸（各一钱），甚者再加熟附子 一钱。

虚极者，本方与四君子汤等分，加黄芪 一钱半、熟附子 七分。

经行不来者，本方加真阿胶、艾叶、地榆、荆芥穗（各一钱）。

妊娠胎动，加香附、砂仁、紫苏（各七分）、白术、黄芩（各一钱）、阿胶 八分，炒，去生地黄，用熟地黄。

胎前产后血痢，加黄连、地榆、阿胶、艾叶（各八分）、厚朴 五分，煎服。

五心烦热，加柴胡、黄芩、地骨皮（各一钱）、甘草 三分、麦门冬 八分。

有死胎，加交桂、麝香、白芷。

赤白带下，加藁本、牡丹皮、川续断（各八分）。

产后恶露作痛，加香附 一钱、干姜 七分，炒黑、生蒲黄、陈皮（各八分）。

产后发热，加白术、茯苓、陈皮、干姜 炒黑（各八分）。

久无子息，加附子、肉苁蓉（各一钱）、熟地黄、鹿角胶（各一钱半）。

二、调经方

通经甘露丸

治妇人经水不调，用此。

大黄 一斤　红花 一两三钱　木香 二两六钱　当归 一两三钱　百草霜 七钱

上为细末，为丸，桐子大。每服二三钱，黄酒送下，空心服。

调经丸①

专治妇人月经或前或后，或经闭，或血块，一概治之。每服一丸，经期前二三日吃，黄酒送下。如一丸不愈，下一月再服一丸，必愈。忌生冷、腥荤三日。服药后，出人小便泻一二次，无碍。照方自配，每一料药，不过数百文钱。此方百发百中，万无一失，勿轻视之，功德无量矣。将此方列后。西蜀廖小农传此方。

大黄 三两　二丑 二两　槟榔 五分　上桂 五分，用有油者佳

紫草茸 一两　红花 五分　甘草 五分

共为细末，炼蜜为丸，每服三钱重。

调经丸②

大黄 八钱　二丑 八钱　槟榔 三钱　莪术 三钱　血竭 三钱　木香 三钱　甘草 三钱

共为细末，面糊为丸，梧子大。每服四钱，白水送下。忌生冷、腥荤、油腻之物，米饭、盐、酱、醋、硬馍，七日勿吃。

调经汤

治妇人经脉或前或后不调，四肢麻木无力，腰酸者。

人参 一钱　当归 二钱，酒洗　白芍 二钱，微炒黄　川芎 微炒　生地 钱半，酒炒　香附 二钱，七制用

生姜三片、枣二枚，煎服。

调经和血方

红花 一钱　甘草 二钱　川芎 二钱　宿砂 二钱　当归 三钱　柴胡 四钱　黄芩 四钱　香附 五钱　莪术 三钱　元胡 二钱　赤芍 三钱　广皮 三钱　小茴香 三钱，炒

黄酒为引，水煎服，先服三服，以后再吃调经丸。

通经丸方①

大黄 一两七钱　二丑 一钱七分　血竭 一钱七分　赤芍 一钱七分　红花 一钱七分　砂仁 一钱七分　急性子 一钱七分　桃仁 一钱七分

共为末，炼蜜为丸，每服三四钱，黄酒送下。

通经丸方②

大黄 二两　二丑 一两，炒　青木香 二钱半　广木香 二钱半　枳实 二钱　槟榔 二钱　陈皮 二钱

共为末，为丸散俱可，每服三钱，黄酒下。

七制香附丸

此药调经方，神效。

人参 五钱　全当归 一两，酒炒　生地 一两，酒炒　熟地 一两，姜汁炒　川芎 六钱，微炒　白芍 五钱，炒　天冬 五钱，去心，炒　橘红 五钱　白术 五钱，土炒　枣仁 五钱，炒　茯苓 五钱，酒炒　山萸肉 五钱，蒸　黄芩 五钱，酒炒　元胡 四钱，醋炒　莲肉 四钱，去心　砂仁 四钱，炒，研　益母草 一两二钱半，炒珠　丹皮 四钱，去桔　红花 四钱　香附 三两一钱，盐、酒、童便、小茴、卜子、益智炒，醋浸炒

共为末，水丸，梧子大。

男妇有遇仙散

大黄 八两　二丑 一斤，炒　槟榔 四两　车前 一两　斑蝥 一两半，去头、足、翅　山甲 一钱，土炒　僵蚕 一两，米泔浸一日，待涎去净，炒　牙皂 一两半，炒焦　全当归 二两，酒洗　红花 一两，酒洗　全蝎 一两，焙焦

共为末，米丸，白水下。

治经脉不调，用红花、泽兰叶（各三钱），研末，黄酒送下。

治经未来先肚腹疼方

此症血实。

紫草茸 二钱　商陆 三钱，炒　何首乌 一钱　野麻子 一钱半　茜草 一钱　红花 二钱　甘草 一钱

加四物汤，煎服，用生地；如若不效，再苏木 一钱；好后，用榆虫 一个，焙黄，为末，作二次服，用前汤药煎成，冲服。此方有安胎之功。

治经后腹疼方

此乃血虚也。加榆虫，名"种子汤"。

紫草茸 一钱　阿胶珠 一钱，蛤粉炒　桂枝 二钱　葛根 三钱

羌活 一钱　葵花 二钱　川贝母 一钱　白术 一钱

此方加四物汤煎服，二次即愈。

治月经闭。用晚蚕沙 一两，炒黄色，再入老酒一壶，煮沸，澄清，去沙，每日温服一盏，即通。

治妇女经闭不通。用鳖甲 一个、陈米醋 一斤，以炭火熬，醋尽为度，研末，每服三钱，黄酒下。

治妇女经闭一二年，用小茴香根，水煎服。

三、消癥方

调经丸③

治肚内有块，神效。加熟地一钱半，姜汁炒过用亦可。

大黄 五钱　黑丑 五钱　白丑 五钱　薏苡仁 一钱半　雷丸 一钱半　木香 一钱半　槟榔 一两

共为细末，炼蜜为丸，梧子大。每服三钱，黄酒红花汤送下。

调经丸④

调经方，不知效否。忌生冷、腥荤、油腻之物，米、硬物、馍七日，油盐酱醋亦不可吃七日。

血竭 五钱　蒲黄 五钱，炒　延胡索 五钱　槟榔 五钱　大黄 五钱　黑丑 五钱，炒　白丑 五钱，炒　木香 一钱半　百草霜 五钱　五灵脂 五钱，炒

共为末，醋糊为丸，每服三钱，黄酒下。

通经破块丸

忌油盐酱醋，只可吃甜饭。

大黄 一两　二丑 二两，炒　当归 五钱，酒炒　川芎 五钱，酒炒　三棱 五钱　莪术 五钱　槟榔 五钱　木香 五钱　斑蝥 五钱　红娘 五钱

共为细末，炼蜜为丸，如桐子大。每服三钱，黄酒送下。忌生冷、腥荤、油腻之物、米馍硬物七日。

治妇人有血块，经脉不调方

三棱 一两　莪术 一两　红花 二钱　荆芥 二钱　五灵脂 二钱　大黄 六两，醋煮，晒干，为末

先将前五味药入醋熬数滚，去渣，存汁，和大黄末，为丸，如梧子大。每服五六十丸，黄酒送，或烧酒亦可，以利为度，量人强弱，加减用之。

调经破块丸

槟榔 一两　木香 五钱　郁金 五钱　延胡索 五钱，醋制　大黄 五钱　青皮 八钱　枳壳 五钱　赤芍 五钱，炒　三棱 五钱　莪术 五钱，俱醋制　桃仁 五钱　红花 五钱　寄奴 八钱　瓦楞子 二钱　花蕊石 二钱，煅　阿魏 二钱　干漆 二钱，炒尽烟

共为末，猪胆汁为丸。

又略改方。

槟榔 一两　青皮 八钱　寄奴 五钱　大黄 五钱　延胡索 五钱　桃仁 五钱　红花 五钱　三棱 五钱　莪术 五钱　枳壳 五钱　郁金 五钱　僵蚕 五钱　木香 五钱　花蕊石 二钱，煅　阿魏 二钱，炒　干漆 二钱，炒尽烟

为丸服。

乌金丸

血竭 三钱　赤芍 三钱，炒　全当归 三钱，酒洗　川芎 三钱　天麻 三钱，炒　延胡索 三钱　朱砂 二钱　京墨 二钱，煅　赤金 三十张　飞罗面 一两　百草霜 一两　陈皮 三钱

共为细末，磨墨汁为丸，桐子大。每服二钱，黄酒送下。

治妇人内中有块方

广木香 五两　青木香 二两半　当归 三两　青皮 一两　陈皮 一两　三棱 一两　莪术 二两　枳壳 一两　枳实 二两　槟榔 五两　二丑 二两　大黄 二两　红斑蝥 二十个　甘草 三两

共为细末，每服三钱。

治妇女内积血块，经水不调方

三棱 一两　莪术 一两　红花 二钱　荆芥 二钱　五灵脂 二钱　大黄 六两，醋浸，晒干，为末

上药先将前五味药入醋内，熬数滚，去渣，存汁，和大黄末，为丸，如梧桐子大。每服五六十丸，黄酒送下，或烧酒亦可，以利为度。服药，量人强壮、衰弱，加减用之。

四、止崩方

崩中独圣散（方出《景岳全书·卷之六十一·长集·妇人规古方》）

治一切血崩。

防风 去芦，炙赤

为末，每服一钱，以面麹酒下。加蒲黄 一两，炒黑尤妙。

又方，治崩漏。槐耳 烧灰存性，为末，每服二钱，黄酒温送下。

治血崩方

花蕊石　当归　地榆（各三钱）
水煎，温服。

治血山倒方

贡墨 研浓　发灰 二钱，先洗净，烧灰
黄酒冲服，即愈。

治经水过多不止成漏方

赤石脂 醋煅　破故纸 炒（等分）

为末。每服二钱，米汤送下。

治红崩白带，用柿花 炒焦存性、扁柏 炒，共为末，每服三钱，空心，老酒调下。

凉血地黄汤（抄自《养生类要·后集·济阴类》）

治妇人血崩，来如山崩水涌之势，明是血热妄行，岂可作寒论？治宜清补兼升提，不可骤止，徐徐调理，血清自归源矣。

黄芩　甘草 生　荆芥穗　蔓荆子（各七分）　黄柏　知母　藁本　川芎　细辛（各六分）　黄连　羌活　柴胡　升麻　防风（各五分）　生地黄　当归（各一钱）　红花 少许

上用水一盏半，煎八分，空心，稍热服，渣随并服。

六合散（抄自《养生类要·后集·济阴类》）

治血崩不止，诸药不效，此方立止。此急则治其标也。

杏仁皮 烧存性　香附 童便浸三日，炒黑　旧红毡子 烧存性　地肤子 炒　旧棕荐 烧存性　壮血余 烧存性　蟹壳 烧存性　陈莲蓬 烧存性上为末，服三钱，用酸浆草汁一盏，冲上热酒一盏，空心，热服。

按：此方初服，反觉多，以渐而少，由紫色而红，以至于无；即止之后，用十全大补汤二十帖调补，方杜根矣。

增损四物汤（抄自《景岳全书·卷之六十一·长集·妇人规古方》）

治脾虚不摄，血去不止。方在《景岳全书》上。

人参　当归　芍药 炒　川芎　干姜 炒灰（各一两）　炙草 四钱

上为细末，每服四钱，水煎服。

《奇效》四物汤（抄自《景岳全书·卷之六十一·长集·妇人规古方》）

治肝经虚热，血沸腾，而崩久不止。

当归 酒洗　熟地　白芍　川芎　阿胶 炒　艾叶 炒　黄芩

每服四钱，水煎服。

胶艾汤 （抄自《景岳全书·卷之六十一·长集·妇人规古方》）

治劳伤血气，冲任虚损，月水过多，淋沥不止。

阿胶 炒　川芎　炙草（各一两）艾叶　当归（各一两半）
白芍　熟地（各二两）

上咬咀，每服五钱，水煎服。

龙骨散 （抄自《景岳全书·卷之六十一·长集·妇人规古方》）

治血崩不止。

龙骨 煅　当归　香附 炒（各一两）棕毛灰 五钱

上为末，每服四钱，米汤下，忌油腻、腥荤、鸡鱼、
生冷等物。

如圣散 （抄自《景岳全书·卷之六十一·长集·妇人规古方》）

治血崩，三服全愈。

棕榈子　乌梅肉　干姜 俱烧存性（各等分）

为末，每服二钱，空心，乌梅汤下。

治妇女血山崩，或经水过多不止。用白椿铃，名曰"凤
眼"，焙黄，为末，不拘多少，黄酒送下。

治妇人半产，血下如泉。益母草 一两，童便 一碗、老

酒一碗，煎至一碗，和锅底灰，服之即止。如若不止，再服即止。

五、孕期诸症方

治妊娠下血不止。用鸡肝 二具、黄酒 一斤，煮熟食之，大效。（抄自《仁术便览·卷四·产前》，原名"立圣散"）

治妊娠无故尿血。用龙骨 一两，为末、蒲黄 五钱，以酒调方寸匕，日三服。（方出《医学正印》，原名"蒲龙散"）

治妊娠小便不禁。用桑螵蛸 十二个（即桑枝上鼻鼻桶），焙黄，为末，每服二钱，米汤调服。（方出《严氏济生方》，原名"桑螵蛸散"）

治妊娠卒然不能小便，此是胎逼尿泡。用葱白捣成膏，贴脐上。

治妇人有孕痢疾。用鸡蛋一个，开口，入黄丹一钱，面包，煮熟，切成两段，食半，其痢即止者，是男；如不止，再食那半个者，必是女。

六、助产方

保产奇方

此方专治横逆难产，甚至数日不下者，一服即效。又有血晕阴疟，无有乳汁，及小产伤胎，当安即安，当产即产。凡孕妇临行者，先服一剂，临产再服一剂。此药百发百中，无不应验。广传济世，阴功不浅。

川贝母 一钱，去心　当归 一钱半　黄芪 八分　厚朴 八分，姜汁炒　川芎 一钱　羌活 五分　枳壳 六分，去穰，麸炒　蕲艾 七分　甘草 三分　白芍 一钱二分　荆芥 八分　菟丝子 一钱四分

上药俱要法制，称准，水二盅，姜三片，煎八分，空心服之。

治妇人难产，用锅烟洞土，为末，黄酒下，白开水亦可；锅脐下土亦可，服之即生。

七、产后诸症方

乌金散①

治产后十八症。

当归 一两，酒洗，微炒　川芎 一两，炒，去油　熟地 一两，姜汁炒　赤芍 一两，酒炒　莪术 一两，醋炒　官桂 一两，炒，去粗皮　蒲黄 一两，隔纸炒　黑豆 一两，炒　红花 二两，酒炒　干姜 一两，火烧

共为细末，每服三钱，黄酒送下。

（据《验方新编·卷二十·妇科产后门》，产后十八症包括一、产难；二、胞衣不下；三、死胎不下；四、眼目昏花；五、口干心闷；六、寒热如疟；七、咳嗽寒热不定；八、败血如肝；九、败血入四肢浮肿；十、失音不语；十一、血邪颠狂谵语；十二、心腹痛；十三、骨节酸痛；十四、舌干津枯，鼻中出血，绕项生疮；十五、腰疼如角弓；十六、小便短缩；十七、喉如蝉声；十八、胸膈气满，喘逆不食。）

乌金散② (抄自《养生类要·后集·济阴类》)

先乌金散病论。一胎死不下；二难产；三胎衣不下；四产后眼花；五口干心闷；六寒热以疟；七败血流入，四肢浮肿，寒热不定；八血邪癫狂，语言无度；九失音不语；十心腹疼痛；十一百节骨酸疼；十二败血似鸡肝；十三咳嗽，寒热不定；十四胸胁气满呕逆；十五小便涩；十六口干，鼻中出血，绕项生疮；十七腰疼如角弓；十八喉中如蝉声。以上证候，并宜服之。此乃乌金散所治病症。

乌金子 即大黑豆　肉桂 去粗皮　当归 去芦，酒洗，烘干　真蒲黄　木香　青皮 去白　壮血余 烧存性　赤芍药 炒　皂荚 不蛀者，烧存性　紫葳 即凌霄花　大蓟根　小蓟根　蚕蜕纸 新绵亦好，烧存性　棕毛 烧存性（以上各五钱）　红花 干者，一两　川乌 一个，生用　朱砂 少许，另研　血竭 少许，另研

上十八味，除灰药另研外，共为细末，入另研药，和匀。每服一钱，生姜汤，或芍药当归汤，或凌霄花煎酒下，甚者一夜三四服。忌鱼鹅猪羊、一切生冷油炙等物，取效甚速。

乌金散注所换引治病，实大黄膏类，后此方用大黄膏，治症照后调下，随症消息加减，妙不可言。

用锦纹川大黄，不拘多少，米泔水浸，经宿，去粗皮，晒干，为细末，听用。外用陈米醋，酌量多少，熬待稠黏，渐入大黄末，不住手搅，令极匀，以瓷器贮之，纸糊封口，毋致蒸发，临时量病虚实轻重，入在乌金散内，服之。人壮病实者半弹丸，以下渐少。或以膏子丸，如龙眼大一样、芡实大一样，阴干，瓷器密收，看病大小，用一丸，与病人嚼破，以乌金散送下。

产后内热，恶露作痛，俗名"儿枕痛"，及大便不利，秘结者，并用四物汤浸化一丸服。

发寒热如疟，或内热者，煎小柴胡汤浸下一丸服之，未效再服，并不恶心。

口中吐酸水，面目浮肿，两胁疼痛，劳动失力者，温酒下。

产后，两太阳痛，呵欠心忪短气，肢体羸瘦，不思饮食，血风身热，手足顽麻，百节疼痛，米汤下。

产后，眼前黑暗，血晕血热，口渴烦闷，狂言如见鬼神，不省人事，煎薄荷汤下，或童便各半下亦可。

产后，面垢颜赤，五心烦热，或结血块，脐腹奔痛，时发寒热，有冷汗者，童便、酒各半下，或薄荷汤亦可。

产后，血余恶露不尽，结滞脐腹刺痛，恶物上冲，心胸闷满，童便各半下。

产后，未经满月，血气不通，咳嗽，四肢无力，临睡自汗不止，月水不调，久而不治，则为骨蒸瘵疾，童便、酒各半下。

产后鼻衄，口干渴，舌黑，童便、酒下。

产后，大小便不通，烦躁口苦者，薄荷自然汁下。如无汁，煎薄荷汤下。

产后赤白痢疾，陈米汤下。

产后漏血水，枣汤下。

产后赤白带，胶艾汤下。

血崩漏下，米汤下。

勒奶痛，或成痈水，捣膏，敷乳上，一宿自瘥。

治胎衣不下神方（抄自《养生类要·后集·济阴类》）

凡产后胎衣不下，恶血凑心，迷闷，须臾不救，产母即危。此方可预修合下以备用，真济世救济之神方也。

干漆 二钱，炒尽烟，为末　　大附子 一枚，炮，去皮、脐，为末

上二味，和匀，外用大黄 五钱，为末，酒醋熬成膏，和前末为丸，如梧桐子大。每服三十丸，淡醋汤下，一时连进三服，胎衣即下，神效。

治产后败血不止，小腹绕脐作痛，俗名"儿枕痛"，此

方一服即愈，方列后。（抄自《养生类要·后集·济阴类》）

生蒲黄 七分　川芎 七分　白术 七分　神曲 七分　陈皮 七分　桃仁 七分　香附 一钱五分，童便炒　甘草 四分　当归尾 一钱半，净

水一盏，煎七分，不拘时，热服。

治产妇用力太过，垂下肉线，疼痛彻心，连皮姜 三斤，捣烂，入香油炒干，先以细绢盛起肉线，入阴户，再以布包姜，就近熏之，冷则易之，渐渐收入。重者须一二日，断不可不治。

治产后身战，或孕妇胎动，如重物所坠，冷如冰，用当归 一两、川芎 八分，水煎温服。

治产后阴户燥热作痛，遂成翻花等症，用泽兰叶 四两、白矾 二两，水煎，熏二三次，即愈。

治产后恶露不净，见神见鬼，用蛇皮 一条，烧灰，黄酒调服。

治产后发热，欲饮冷水，鸡蛋 一个，取一孔，入白矾 三分，烧熟，食之，即愈。

治产后腹胀，膨闷气逆，坐卧不安，用大麦芽 炒，研末，陈醋调服。

治产后秽污不尽，腹胀心闷，手足发热，用生藕捣汁，饮之，最妙。产后宜忌生冷，惟藕不忌，能清血故也。

治产后房事太早，成风症，用黑牛蹄甲内老皮，烧灰存性，研细末，酒调服二钱，出汗即愈。

治产后受风，四肢挛拳，名为"鸡爪风"，痛彻遍身，不时发者，于两腿膝盖傍有鬼眼穴，用艾各灸三壮，即愈。

治产后腹泻，用陈醋炒猪肝，食之即愈。

治产后倒卧，致血攻心，发晕欲死，不能服药，火烧红秤锤，滴醋气熏鼻，出汗血回即愈。

治产后中风。用羊粪 三钱，焙黄色，为末，每服三钱，黄酒调服，即好。

治产后风。雄黄 一钱，研末，火纸一张，卷住雄黄，点着，熏鼻，出汗，即愈。

威灵仙桂汤 （抄自《外科大成·卷四·不分部位小疵·无名肿毒》）

治产后经风，痛不可忍，并痢后风。

威灵仙　肉桂　木香　乳香　没药（各一钱）

水二盅，煎八分，服。

产后调补气血方 （抄自《养生类要·后集·济阴类》）

人参 一钱　白术 一钱　甘草 七分　川芎 七分　当归 八分　黄芩 五分　陈皮 五分　熟地黄 一钱，酒洗

上用姜枣煎服，食远服。

如发热轻，则加茯苓 一钱，淡渗其热；重则加干姜 一钱，炒黑，以散其热。或曰：大热何以用干姜？曰：此非有余之热也，乃阴虚生内热耳。盖干姜能于肺分利肺气，入肝分引血药生血，然必与补阴药同用乃效。此造化自然之妙，非天下之至神，其孰能与于此乎？

通乳涌泉散

乳汁乃血气所化，有经络闭涩不通行者，有乳少不足用者，有乳全无者，每服二钱，少者黄酒下，肿者金银花、蒲公英下，肿疼者乳香、没药同下。

白芷 二两　甘草 二两　木通 三两　川芎 二两　生地 三两　柴胡 三两　白芍 三两　漏芦 三两　王不留 三两　穿山甲 三两　鹿角霜 三两

上为极细末，入罐内，听用。每服二钱。

八、补虚助孕方

乌骨鸡丸 （抄自《养生类要·后集·济阴类》）

香附 二斤　蕲艾 一斤，去梗净

上二味，分作四份，每份一斤，一份老酒，一份米醋，一份童便，一份糯米泔，各浸一宿，炭火煮烂熟为佳，石臼内木槌捣成薄饼，晒干，磨为末，听用。用大白毛乌骨鸡一只，用雄鸡，吊死，去毛，热汤修理肠杂洁净，勿见生水，再用后药。

当归 四两，酒洗净　白芍 四两，酒炒　熟地 四两，酒浸，忌铁器　人参 二两，去芦　黄芪 二两，蜜炙　白术 五钱，炒　陈皮 五钱，去白　白茯苓 五钱，去皮　砂仁 五钱，炒　乌药 一两，炒　神曲 七钱五分，炒　甘草 七钱五分，炙

共为末，装入鸡肚内，以线缝住，仍用老酒、米醋、童便、米泔（等分），入砂锅内，炭火煮令烂熟，去骨，石臼内捣成饼，晒干，磨为细末，听用。

再加：木香 五钱，不见火、沉香 五钱，不见火、官桂 三钱、

干姜 三钱，炒半黑，共另研为细末，听用。

上三次药末研匀，重罗筛过，炼蜜为丸，如梧桐子大。每服七十丸，空心，滚水打盐汤下。

愚按：此方，血虚多郁人服之极效。

八珍益母丸 （抄自《景岳全书·卷之六十一·长集·妇人规古方》）

血气两虚，脾胃并弱，饮食少思，四肢无力，经脉不调，腰酸肚胀，或续赤白带下，身作寒热。

人参　白术 土炒　茯苓　川芎（各一两）当归 酒洗　熟地黄 酒炒（各二两）炙草 五钱　芍药 一两，醋炒　益母草 四两

共为末，炼蜜为丸，每服三钱，白水下。

女金丹 （抄自《景岳全书·卷之六十一·长集·妇人规古方》）

人参　白术 土炒　茯苓　炙草　当归　川芎　白芍　白薇 酒洗　丹皮　白芷　藁本　肉桂　玄胡　没药 另研　赤石脂 另研（各一两）香附 十五两，醋浸三日，炒香

共为细末，炼蜜为丸，弹子。每服一丸，温酒化下，食干物压之。四十九丸为一料，以癸水调平，乃受孕为度。

种子丹

牡蛎 二两　萆薢 二两　母丁香 二两　马兰花 二两　当归 二两　毕澄茄 二两　大茴香 二两　沉香 二两　巴戟 二两　远志 二两　破故纸 二钱半　菟丝子 二两　车前子 二两　木通 二两　干漆 二两，炒烟尽　木香 五钱　蜘蛛 七个　灯心 二两半　山萸肉 二两半　海螵蛸 二两半　全蝎 七个　大熟地 一两半　蛇床子 一两半　白茯苓 一两半　肉苁蓉 二两半　白龙骨 一两半　仙灵脾 二两　紫梢花 二两　桑白皮 一两半

共二十九味，为末，炼蜜为丸，桐子大。每服二钱，白水送下，神效。

加味续嗣降生丹（抄自《景岳全书·卷之六十一·长集·妇人规古方》）

当归 酒洗　杜仲 酒炒　茯神　益智仁　龙骨 煅　桂心　吴茱萸 制　干姜 半生半熟　川椒 去目　台乌药（各一两）　白芍 酒炒　牛膝 酒浸　半夏 制　防风　秦艽　菖蒲 去毛　细辛　桔梗（各五钱）　附子 一枚，重一两，脐下作一窝，入朱砂一钱，盐裹，煨熟，取出，朱砂另研，为衣　牡蛎 大片者，以童便浸四十九日，每五日一换，取出，用硫黄一两，为末，酒和，涂遍固皮只涂实，米醋外湿，以盐泥固之，候干，用炭五斤煅过，为末，每料用二

两，余可收贮再用

上为细末，以酒煮糯米烂为丸，梧子大，以前朱砂为衣。每服三五十丸，渐至七八十丸，空心，滚白汤下，或盐汤，或温酒下，俱可。

治妇人子宫受寒，久不生育，及脐腹疼痛。用蕲艾 三钱、苏叶 三钱，黄酒煎服，每日一次，数剂神效。

九、乳房诸病方

治乳岩、乳痈，或内吹、外吹，乳肿疼方

泽兰叶、蒲公英、金银花、木瓜、白及、地丁、甘草（各三钱）

水煎，热服，再饮好酒半醉，重者不二三服即痛止内消。

神效瓜蒌散 （抄自《医宗金鉴·外科心法要诀·卷六·胸乳部·乳劳》）

治乳中结核。

大瓜蒌 一个，去皮，焙黄，为末　当归 五钱　甘草 五钱，生用　没药 二钱　乳香 二钱

共为粗末，每用五钱，酒三盅，慢火熬至一盅，去渣，食后服之。

十、前阴诸病方

千金止带丸

治妇人赤白带久，致白淫腥臭，积气凝结疼痛，腰酸耳鸣。每服二钱，早晚温酒送下。

人参 二两　川芎 微炒　当归 酒炒　白芍 酒炒黄色　山药 炒　杜仲 盐炒　香附 七制　故纸 炒　牡蛎 煅细末　川断 酒炒　海螵蛸 煅为细末（各四两）

上共为细末，水丸，梧桐子大，青黛为衣，每服二钱。

治赤白带方

商陆 三钱，炒

黄酒、童便，各半酒盅，水煎，温服。

治妇人经闭下瘤① 方

枯矾 一两半　铜绿 一钱半　桃仁 二钱　雄黄 二钱　五味子 二钱

共为末，过罗，砂锅炼蜜二两，为丸二个，每晚用一丸，入阴户内，一服即愈。重者，再一服，全愈。

治妇女阴户内生如茄形，即内生疝气。用紫茄，烧灰存性，为末，香油调，抹于棉花上，入阴户内，立消。

治妇女阴户内翻出，流黄臭水作痛。用家茧 二三钱，烧灰存性，为末，黄酒调擦。

三灰散 [抄自《外科大成·卷二·分治部上（痈疽）·下部前》]

治阴疳。

鹿角灰 一钱　鸡金灰 一钱　红绒灰 七分　黄连 一钱　儿茶 七分　珍珠 五分　轻粉 五分　冰片 五分　麝香 二分

共为末，一抹即愈。

一用硫黄 一钱、轻粉 五分、冰片 三分、麝香 二分，为末；预用黄连 二两，水二碗，煎一碗，去渣，再煎至一酒盅，调前药，用鹅翎蘸，扫阴户内。

---

① 周注：瘤，子宫脱垂。

治妇女阴户内作痒生疮。用鸡肝 一副，用针刺多孔，纳入阴户内，则虫俱入肝内，一个时辰取出，三付即愈。

治妇女小便不通。用杏仁 七个，去皮、尖，麸炒黄，为末，水调服。

十一、妇科杂症方

加味逍遥散 [抄自《外科大成·卷二·分治部上（痈疽）·颈项部》]

治妇人血虚，五心烦热，肢体疼痛，头目昏重，心忡颊赤，口燥咽干，发热盗汗，食少嗜卧；及血热相搏，月水不调，寒热如疟，脐腹作痛；并治室女血弱，荣不调，痰嗽潮热，肌体羸瘦，渐成骨蒸等症。

当归　白芍　白术　茯苓　柴胡（各一钱）薄荷 五分甘草 六分　丹皮 七分　香附 八分，有热加黄芩 五分

生姜 三片、红枣 二枚，水二盅，煎八分，食远温服。

治干血痨方。过三十年不治。白鸽 一个，内皆去净，用血竭，一年用一两，二年用二两，三年用三两，为末，入鸽内，以线缠好，用无灰酒煮烂，食之，瘀血自行。如心中慌，煮肉食之。

治干血痨。用猪子肠，烧灰，为末，黄酒送下，不过

二三服，全愈。

治妇女稀屎痨症。用白椿皮 去粗皮、蜜 四两，抹，上火炙、黑矾 四两，泥包，火煨，共为末；又，蜜 四两，枣肉为丸，如豌豆大，每服三十丸，白开水下。

治泻稀屎痨。用川连 一钱，切片，姜汁炒、广木香 三钱，共为细末，每服一钱五分，用柿饼汤下，即好。

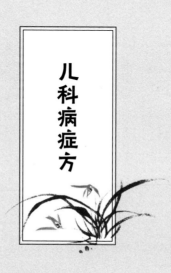

儿科病症方

一、口疮方

小儿口疮方。土鳖 一个、白矾 一两、硼砂 一钱、冰片 一分。先将土鳖、白矾升[①]焦，研末，再入硼砂、冰片，共研匀，瓶收，吹口内，即愈。

治小儿口疮方，贴一个时辰，去之。苍术、白术、吴茱萸、蓖麻子 去壳，捣（各等分），为末，和一处，敷足心上，即效。

治小儿口疮方。白矾 一两、大蜘蛛 一个。白矾、蜘蛛化一处，矾枯为度，加冰片少许，研细末，撒患处，即愈。

治小儿口疮方。大蜘蛛 一个、白矾 四两。先将白矾化开，再将蜘蛛入内化，矾焦为度，取出，研细末，撒患处，三次即愈。

治小儿护口白方。大五倍 一个、蛇皮 半条、白矾 六分。将白矾、蛇皮装入五倍内，上以白矾塞口，熟火内煨焦，

---

① 升：烧炼。

研末净，真香油调，抹舌上，化成水流出，即愈，神效。

治小儿口疮，不论红白。马蜂窝 一个，白矾研末，入马蜂窝内，桑柴火烧干，研末，香油调搽。树上蜂窝更妙。

二、舌咽肿痛方

一字散（抄自《外科大成·卷四·小儿部·垂痛》）

治垂痛、重舌、重腭、重齿。小儿初生五七日内，喉里舌上有物，如芦箨盛水，状如悬雍，以绢裹长针，留锋米许，刺出血或青黄汁，一刺止；如未消，次日又刺；三刺自消，刺后用盐汤洗之，掺一字散，效。

朱砂 五分　硼砂 五分　朴硝 二分半　冰片 二分半

上为细末，蜜少许，调刷口内。

龙宫丹（抄自《外科大成·卷四·小儿部·痘里疮疡》）

治卷帘疔，生于舌根，小如黑豆，大似葡萄，令小儿舌卷喉痛。急用银钩钩破，出净恶血，随以苦茶漱口，搽龙宫丹。冰片、硼砂、青黛、黄连、薄荷、荆芥、僵蚕 炒，为细末，吹用。

治小儿心火盛极，舌忽肿满口，即用百草霜，黄酒调敷舌上，立消。治大人亦可。

雪硝散（抄自《万病回春·卷之七·小儿杂病》）

治小儿木舌。

朴硝 五钱　真紫雪 二分　食盐 半分

为末，入竹沥 二三点，白汤调服，咽津无妨。

三、积滞泻利方

一捻金

治小儿痰壅，吐涎沫，咳嗽，肚胀，不思饮食等症。

大黄　二丑 炒　香附 炒　人参（各等分）

共为细末，量人大小用之。

治小儿块病方

张庄方。

知母 一钱　川贝母 一钱　三棱 七分　莪术 七分　白芥子 六分

共研细末，鸡蛋 一个，打一小口，将清倒出，入前药末一钱，用面糊住鸡蛋，火内烧熟，食之；或入面内，炕干饼吃，亦徐徐自化矣。

治小儿伤生冷面食停滞，恶心发烧，核桃，食之。

治小儿痞积，用核桃仁 一斤、皮硝 四两、同煮烂，入蜜 四两，不拘时服。

治小儿脾疾，生于左胁皮里膜外，每月发烧，名曰"疳疾"。用水红花子、使君子肉、山楂肉、白术、槟榔、神曲（各三钱），木香 五分，共为末，和小米面 一斤，作饼，蒸熟，任意食之，其块即消。

治小儿面黄肚大，脾疾，黄蜡和雄鸡肝，煮良久，取出，吃肝，三五服，即愈。

治小儿疲疾方①

马齿菜　马蓋草　桃叶　柏叶（各十斤）

用水五桶，用大锅一口，将水、药俱入锅内，劈柴熬成膏，用红梭布 一尺，分作二张，摊膏药，贴患处，一月内全愈。

治小儿疲疾方②

核桃仁 十个　大清钱 十个

共合一处，碓臼内捣成膏，小麦面和成面块，烙四五个烙馍炕干，任意食之，自消；若消不尽，照方再配食，即愈。

治小儿水泻不止，五谷不化，用苍术 二钱，炒、防风 二钱、乌梅 一个，煎服。如溏泻不止，加姜 三片、艾尖 七个，水煎服。

治小儿吐泻不止，腹又不痛，用干团粉 三钱，鸡蛋清调和，摊纸上，贴囟门上，泻即止。如吐呕不止，贴足心，其吐即止。

四、湿疹疮疡方

一抹金方（抄自《外科大成·卷四·小儿部·热毒疮疡》）

治小儿遍身生疮，糜烂燥痛，流水不干者。多因风化虫结于皮肤，浸淫不已。治以杀虫药，是究其源也。

藜芦 一两，洗净，焙　蛇床子 一两，去土　黄丹 一两，水飞　硫黄 五钱　赤石脂 五钱　枯矾 五钱　黄柏 五钱　五倍子 五钱，去虫　轻粉 五钱

各为末，研匀，加生猪脂，再杵如膏。涂抹患处，或香油调涂亦可。

治小儿项下及腿弯湿烂方

炉甘石 一两，煅　龙骨 一两，煅　枯矾 五钱，煅　白芷 五钱，面成块煅　轻粉 三钱，炒　黄柏 五钱　麝香 少许

先将白芷、枯矾加面和成片，炭火煅之。共为细末，干撒患处，神效无比。

四黄散（抄自《外科大成·卷四·小儿部·热毒疮疡》）

治小儿一切热毒疮疾，燥痒流汁不干者。

黄连 一两　黄柏 一两　黄芩 一两　大黄 一两　滑石 一两　文蛤 五钱，去虫屑

共为末，清油调涂。

治小儿浑身燎泡如棠梨形，每个破出水半酒盅，又复生泡，抽尽肌肉，不治。用三棱、莪术（各等分）研末。每服二钱，黄酒调，连数服，全愈。

治小儿满身生疮，脓水不干，用黄柏 研末，加枯矾 少许，撒上即愈。

治小儿头面胎毒肥疮，以及黄水疮作痒，用红枣 一个，烧灰、枯矾、黄丹、官粉、松香、银朱（各等分，俱过火），共为细末，疮干用香油调搽，湿则干撒。

治小儿肥疮，用鸡蛋 二三个，煮熟，去白，用黄炒出油，搽上三五次即愈。

治小儿秃疮，用多年碱土，鸡蛋清调搽，两日一换，五天全好。

治小儿割耳疮，裂骨虫 一个，入葱叶内，烧干，为末，撒上即愈。

治小儿耳后生疮，令其母嚼白米成膏，敷之，甚效。

［以下四段，自"小儿初生旬日"至"用当归烧灰，为末，掺之"，完整抄自《外科大成·卷二·分治部上（痈疽）·腹部》］

小儿初生旬日，脐忽虚浮赤肿者，用大黄、牡蛎（等分）、朴硝 不拘，为末，用田螺浸水调敷，小便下白，即愈。

一用荆芥煎汤洗之，以煨葱伏地气贴之，即消。

脐风湿肿，用蜂房烧灰，掺之。

脐湿，用当归烧灰，为末，掺之。

治小儿脐风。南星 一两半、升麻 一两半、朱砂 一两、半夏 一两、僵蚕 五分，共细末，每服三五分，薄荷姜汤下。

枯矾散 （抄自《万病回春·卷之七·小儿杂病》）

治小儿因剪脐外伤于风邪，以致脐疮不干。

龙骨 煅　枯矾 煅（等分）

为末，干掺，即效。

治小儿外肾肿大。牡蛎，为末，鸡蛋清调涂，即消。

五、惊风方

天竺黄丸 [抄自《外科大成·卷二·分治部上（痈疽）·颈项部》]

治小儿身热咳嗽，气喘痰壅，并急慢惊风。今取之治瘰疬痰核，其功甚捷。

南星 二两　半夏 二两　天花粉 一两　贝母 一两

合一处，用姜汤煮过，炙干为末，炼蜜丸，用灯心汤送下。

治小儿风症。南星 一钱五分、僵蚕 六分、半夏 一钱、朱砂 一钱、升麻 一钱，共为细末，白水送下，每服五分。

治小儿偶不能言。用生姜汁调神曲末，酒冲服；或南星末，白水送下，亦可。一岁小儿只用五分，五岁小儿只用一钱二分。

治小儿风气方，神效。此系葛塔方。巴豆 用新砖烧热，将巴豆去壳，纸包，放于新砖，押净油，焙焦、苍术、芫花、川芎（各等分），共为末，白水下一厘。

治慢惊神效方 （抄自《养生类要·后集·慈幼类》）

人参 一两　僵蚕 三钱，炒　全蝎 二钱　生人血 二匙　朱砂 二钱，另研为末

上为末，用麻黄 一两、甘草 一两，熬膏，为丸，如樱桃大，朱砂为衣。每服一丸，南枣汤化下。此邵伯仲小儿方，累用累效。

治急惊神方 （抄自《养生类要·后集·慈幼类》）

牛胆南星 四钱半　全蝎 二钱　荆芥穗 三钱　防风 三钱，去芦　僵蚕 三钱，炒　琥珀 一钱五分　天竺黄 三钱　朱砂 一钱六分，天葵草伏过，另研　牛黄 一钱五分，另研　蝉蜕 一钱五分　木香 一钱五分

上为末，山药打糊为丸，如龙眼大，朱砂为衣。每服一丸，姜汤化下。此吉水邓小儿家传，极效。

治惊风，附：凡小儿急惊，属肝木风痰有余之症，治宜平肝镇心，驱风消痰，降火清内热。若慢惊，属脾土不足，因吐泻久虚，元气不固，或大病后元气不足，宜补中兼疏利。世俗以一药通治二症者，甚妄。

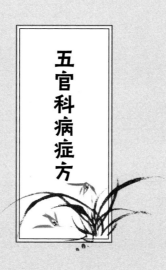

五官科病症方

一、眼病方

点眼药性制法（抄自《异授眼科》）

甘石 止痛泪。三黄汤煅，飞过用

蕤仁 去障眵，解毒还睛。药水煮过，去油，打粉用

血竭 散血止痛

乳香、没药 止痛散血。用水入铜杓内煮之，成块，再箸上炙，去油用

朱砂 正瞳仁

轻粉 住痛杀虫。烧过用

青盐 去障眵翳，凉血。入草决明内，盐泥封固，煅过用

明矾 去障风翳

巴豆 去胬肉翳膜

铜青 去风障，正瞳仁。放在姜内，外用纸包住，火煨，煅过用

硼砂 凉血去障。烧干，不制

水粉 止泪生光

玛瑙 去障眵。火煅，醋淬三次用

石蟹 去障眵，消肿。煅，醋淬四五次

胆矾 去翳。枣，去核，入矾在内，火烧，半生半熟

连末 解药毒，通窍散血

熊胆 分尘散血，去翳膜垢眵胀。用篾盛，上下去鲜血不断丝者，乃佳

琥珀 去障生光。生，研

牛黄 正瞳生光，清心止痛，去障膜。如千层饼样，一层黑，一层黄者佳。

珊瑚 去障尘

珍珠 生用烂肉，熟用去膜生光。人乳拌，一宿，入豆腐内，煮熟用

龙骨 去翳膜障眵，止泪

硇砂 生用烂肉，熟用去翳膜

文蛤 一名"海眼"，即云南钱。同甘石一样煅

石决明 用青盐和泥，包住，火煅

麝香 用手操如线者佳

白砒 用明矾入瓦盆内烧，烟尽为度

海螵蛸 三黄汤制

牙硝 萝卜汤煮过，冷定，取面上结浮者佳

蛤粉 烧过用

翠青 即青黛。滚水泡过用

青矾 若有硇砂，不可同用

韶光 炒

云母石 炒脆

雄黄 大块者，打开，内有一层粉，即是雄精

海金沙

鹅不食草 即野芫荽。五月五日午时采来，阴干，为末

石燕 煅

夜明砂 水浸烂，用希布袋盛，内去粗泥，外存泥沙，用夏布盛，中漂净如麸头者，佳真

治眼内堆起肉翳方。以猪鼻头上尖沿边一道皮，煅，研为末，用好酒，每早调服三钱，两日后退净。

治心脾二经有湿热，眼上瘀肉胬睛方

长垣县方。

葛根 一钱五分　砂仁 一钱五分，研　生地 二钱　赤芍 一钱五分　苍术 一钱五分，土炒　天冬 一钱五分　麦冬 二钱　黄连 七分，酒炒　滑石 一钱五分，水飞　柴胡 一钱　青皮 一钱，醋炒　条芩 二钱　焦栀 一钱五分，炒　桔梗 一钱　陈皮 一钱五分　菊花 一钱，去蒂

灯芯二十寸为引，六服可愈。

七珍膏方

点云翳瞖目。

半两钱 一个　雄鸡苦胆 七个　扣花针 七个　陀僧 一分　青盐 二钱　铜青 二块　硼砂 一钱

用无根水泡药，俱入瓶内，挂起，无使落地，过四十九日，取下，用药水点眼，效。

灵药点眼方

盐硝矾皂水五般，砂雄硼硇青盐丹，入罐封固香三炷，取出灵药配炉甘。二八三七合一处，再加冰片麝细细研，但遇云翳瞖目者，一点重明复见天。

治云翳眼方

诸眼疾可服。

丹桂　防风　槟榔　薄荷　黄芩　大黄　木通　木贼菊花　石决明　草决明　蝉蜕　川羌活　小竹叶（各一钱）

水煎服。

治云翳眼，用猪肝 一付，竹刀割开，去筋膜、朱砂 三钱，涩萝秧① 焙黄，俱研末，入肝内，新砂锅蒸熟，陆续食之，白菊花茶下，二服即愈。

_____

① 涩萝秧：荸草之俗称。

洗云翳眼方

胆矾 二钱　枯矾 二钱　青盐 二钱　五味子 二钱　雄鸡苦胆 二个　白矾 二钱　花椒 十四个　铜青 二块　扣花针 七个

无根水一瓶，将药入内泡四十九日，取出，洗眼。

化针丹

治眼药方。

白矾 一钱　枯矾 一钱　胆矾 一钱　青盐 一钱　乌梅 一个　铜青 一块　花椒 七个　杏仁 三个　田三七 一钱　扣花针 七个　冰片 五厘　五味子 一钱

水治三次，以针化为度，洗之，神效。

洗眼方①

胆矾 二钱　枯矾 二钱　青盐 二钱　五味子 二钱　白矾 二钱　花椒 十四个　铜青 二块　扣花针 七个　鸡苦胆 二个

无根水带药俱入瓶内，挂起，候四十九日，去渣，洗眼。

洗眼方②

青盐 三钱　白矾 三钱　花椒 七个　杏仁 七个　砂仁 三钱　乌梅 四个　铜绿 三钱　朴硝 三钱　大黄 三钱　大针 三个　冰片 一分

滚水冲，盖住，少扪片时，冷洗，即愈。

洗害眼方

硼砂 一钱　乌梅 一钱　冰糖 一钱　铜绿 一钱　黑矾 半钱　白矾 半钱

熬水洗之。

桑白皮汤

治白害眼，不红不肿，沙涩疼若痛，多生红丝，伤湿热，兼伏火上冲所致。须看红丝从上而下、从下而上。从上而下者，羌活为之使；从下而上者，升麻为之使；从外至内者，柴胡为之使。此方开后。

桑白皮 一钱　麦冬 一钱　黄芩 一钱　泽泻 八分　玄参 八分　桔梗 七分　黄连 七分　茯苓 七分　菊花 五分　甘草 二分半　灯芯 二十寸

水煎服。

治眼迎风流泪，用雄鸡冠血，点之即愈。

治拳毛倒睫，木鳖子 一个，去壳，捣烂，棉包，塞鼻，左目塞右，右目塞左，三夜，其睫自正。

治暴发眼疼肿如桃，用枯矾 三钱，研末，以生姜 去皮，取汁调，抹纸上，闭目，将药贴眼上，疼止，用温水渐渐洗去。

治眼目肿胀，突出一二寸，疼痛难忍，将眼珠子入冷凉水内浸泡，再用麦冬 三钱、桑白皮 一钱半、栀子仁 一钱，水煎服。

治石灰入目，三日内可急治，用山栀子煎浓汁，澄清，洗之，自愈。

治眼目昏花，用腊月不落地桑叶，水煎，洗至半月，其目即明。

治小儿痘后风眼，至眼边红烂，用混粪虫 用长肥蛆也可，断两节，出白浆，点之，即愈。

又方，眼中无寒，如有寒之眼，用生姜汁点之。

二、耳病方

凤珠丹 [抄自《外科大成·卷三·分治部下（小疵）·耳部》]

耳聋。

鸡蛋 一个，开一孔，入巴豆 一粒，去心、膜，用双层纸封之，与鸡抱之，以雏出为度。取鸡蛋清，滴耳内，日二次。

一用鼠胆汁，灌入耳内，少时，令人于耳内视之，俟耳窍内有虫见，即以捻子捻虫头，缓缓扯出。其虫之大小，随年分之新久。其虫一出，患人发晕，少时即苏，苏即聪矣。此法不问新久，双聋、单聋悉验。如两耳，则用二胆治之。[抄自《外科大成·卷三·分治部下（小疵）·耳部》]

治耳鸣耳聋。用艾绒，葱津拌湿，入耳内，五日，取出，即好。

治耳内出脓方

当归　川芎　白芍　地黄　丹皮　菖蒲

水煎服。或服地黄丸。

红绵散 [自本方至"用少许，吹耳内"，抄自《外科大成·卷三·分治部下（小疵）·耳部》]

治耳内流脓，肿痛已消，脓尚不止者。

枯白矾 三钱　干胭脂 二钱　麝香 二分

共为末，罐收，先捻绵球，绞尽耳内湿脓，随用绵球蘸药，送入耳底，自愈。

一用腊月枯矾，入猪胆内，阴干，吹用。

一用鸡肫皮 焙 或文蛤末，吹之。

一用陈年酱茄蒂，拧汁，滴于内。

一用杏仁，炒黑，为末，绵裹，塞于内，日三四易。

一用人牙，煅存性，去火毒，为末，用少许，吹耳内。

治耳出脓血，用明矾、龙骨（二钱，各煅）、黄丹 一钱、胭脂 一钱、麝香 五厘，共为细末，吹入耳内。

治耳内出脓方，及黄水，用香附，研细末，吹入耳内，神效。

鸦啖散 [抄自《外科大成·卷三·分治部下（小疵）·耳部》]

治耳镟等疮。

老鸦毛 一钱，煅灰存性　大红猇 一钱，烧灰存性　白矾 五分，煅枯　珍珠 五分　冰片 二分　轻粉 五分　黄丹 一钱

上为末，掺用。干者，香油搽。

川粉散 [抄自《外科大成·卷三·分治部下（小疵）·耳部》]

治耳镟及黄水等疮。

穿山甲 五钱，炒　铅官粉 五钱，炒　轻粉 五钱，隔纸微炒

共为末，掺干，用麻油调敷。

一用地骨皮，煎汤，洗净，仍用地骨皮为末，掺之。干，香油调敷。[抄自《外科大成·卷三·分治部下（小疵）·耳部》]

神塞丸 [抄自《外科大成·卷三·分治部下（小疵）·耳部》]

治耳内出血，及鼻衄。

麝香 一分　沉香 三分　白矾 一钱　糯米 五十粒

共为末，糊丸，梧子大，薄绵裹之。如左耳出血，塞右鼻；右耳出血，塞左鼻。如左鼻出血，塞右耳；右鼻出血，塞左耳。两耳出血，塞两鼻；两鼻出血，塞两耳。

三、鼻病方

治鼻聋，用神愈汤 [方出《外科大成·卷三·分治部下（小疵）·鼻部》]

细辛　白芷　羌活　防风　半夏　川芎　当归　陈皮　桔梗　茯苓　薄荷

生姜三片，水煎，服之，立验。

四、口齿病方

治唇上生疔疮。将大腿弯中血桶，用针刺破，出血即愈。

治无名毒。有一人，不知疔在何处，但唇内痒极，须臾半面肿硬，用葱白七根、蜂蜜一两，同捣，敷之，神效。

清胃汤（抄自《医宗金鉴·外科心法要诀·卷五·齿部·牙衄》）

治阳明实火结，口臭相兼齿衄血。

石膏 四钱，煅　黄芩 一钱　生地 一钱　丹皮 一钱半　黄连 一钱　升麻 一钱

水二盅，煎八分，食后服。加羌活，更妙。

补【方歌】清胃阳明实火结，口臭相兼齿衄血，芩连生地升麻膏，丹皮同煎功效捷。

玉池散（抄自《医宗金鉴·外科心法要诀·卷五·齿部·齿䘌》）

当归　白芷　升麻　防风　甘草　地骨皮　川芎　细辛　藁本　槐花（各一钱）

生姜 三片、黑豆 三十粒，水煎，去渣，候温，含漱，冷则吐之。若用此方煎服，更妙。

【方歌】玉池疏风疗虫牙，津脓根烂漱服佳，归芷升防甘地骨，芎辛姜薰豆槐花。

固齿白玉膏 [抄自《外科大成·卷三·分治部下（小疵）·牙齿部》]

治一切牙疼，及齿动摇而不坚固者。

龙骨 一两　阳起石 五钱。二味，火煅通红，淬后药汁内七次　铅粉 一两　珍珠 三钱　象牙末 五钱　麝香 二钱

各末和匀。黄蜡 三两，熔化，滤净，再化，俟温，方入前药，和匀，乘热摊纸上。如冷，烧热熨斗仰放，纸铺斗上摊之。用时先漱口净，剪小条贴齿根上，闭口勿语，过宿如失。

制龙骨阳起石药汁方 ［抄自《外科大成·卷三·分治部下（小疵）·牙齿部》］

僵蚕 四十九个　防风　当归　川芎　牙皂　青盐　升麻　白芷　骨皮（各五钱）细辛　藁本（各三钱）

研粗末，长流水于砂锅内，桑柴火熬汁，去渣，再煎汁一碗，以淬前药七次，焙干，为末。

再生散 ［抄自《外科大成·卷三·分治部下（小疵）·牙齿部》］

治走马牙疳，牙落鼻崩，久不愈者。

土鳖 四十九个，煅存性　山豆根　人中白 煅　朱砂 飞（各二钱）

上为细末。先割净腐肉，用洗牙疳方洗净，拭干，掺再生散，七日内长肉如旧。

洗牙疳方 ［抄自《外科大成·卷三·分治部下（小疵）·牙齿部》］

先用麻油，通口嗽漱，觉无油气，吐之，如式六七次；次以百沸汤，入盐、醋，漱吐三四次；再次以绵胭脂拭干，然后上药。此秘法也。

治牙疳速效方

并治舌上生疮。

寒水石 二两，煅　蒲黄 五钱　文蛤 五钱　青黛 二钱　冰片 一分

共研极细末，掺口内患处，效。

治小儿走马牙疳，一时腐烂即死，此方极效，神速。用妇人尿桶中白垢 一钱，火煅、铜绿 二分、麝香 一分半，各研，和匀，敷上，立愈。

大牙散 [抄自《外科大成·卷三·分治部下（小疵）·牙齿部》]

治走马牙疳烂极者。

象牙梳 油透者，煅存性，为末，加冰片，掺之。

一用螺蛄、雄黄、黄柏（等分），为末，掺之。

一用乌鸦头 煅、龙骨、枯矾、赤石脂、铅粉 焙黄、麝香，为末，干掺，或用油调。

二金散 [抄自《外科大成·卷二·分治部上（痈疽）·面部》]

治金腮疮，蚀透腮颊者。

郁金　鸡内金（等分）

为末，先用盐汤盥，漱净，掺之。

五、口疮方

朱砂定痛散 [自本方至凉膈散，完整抄自《外科大成·卷三·分治部下（小疵）·口部》]

治口舌生疮，咽喉肿痛。

软石膏 一两，煅　胡黄连 二分，末　朱砂 二分，末　冰片 二分

共为末，瓶收住。如口内则掺之，喉内则吹之，日上五七次，咽之。

蟾酥绵

治口内生疮，齿龈肉烂。

蟾酥 五分　硼砂 一分　冰片 一分　麝香 一分

为细末，用温水半盏，化令匀尽，入红绵 五分，蘸药汁，晒干，再浸，俟药汁尽，将绵寸截，每用一片，贴患处，有涎即吐之，日三五次。

抽薪散

治口舌生疮，并小儿火眼。

大附子，为末，津调，敷足心内，油纸盖之，绢条扎之。

一用草乌、南星、干姜（等分），为末，醋调，敷手心、足。

一用吴茱萸，为末，醋调，敷脚心。

一用细辛，为末，醋调，敷脐。

一用白矾 三四两，冲滚水一盆，浸化，泡足。

凉膈散

治上焦实热，口舌生疮，及咽喉肿痛。

黄芩　栀子　连翘　薄荷　甘草　桔梗　朴硝　大黄

水二盅，竹叶 二十片，煎八分，加蜂蜜 三匙，和服。

朱砂吹口散

治口舌生疮，咽喉肿痛疼。

石膏 一两，煅　胡黄连 二分，末　朱砂 五分　冰片 二分

共为细末，抹舌吹喉。一方加麝香 一分、冰片 一分，吹喉，效。

治口舌破烂，用青黛 三钱、黄柏 六钱，香油调搽；吃药，用大黄、桂枝、连翘、防风、甘草、灯心（各一钱），水煎，空心服。

治红白口疮方①

橄榄枝 三分　凤凰衣 三分　儿茶 五分　人中白 五分　珍珠 一个　大泥片 一分

共研极细末，吹口内，即愈。

治红白口疮方②

五倍 一钱　蚕蛾 二个　人中白 一钱　玄明粉 一钱　硼砂 一钱　朱砂 五分　珍珠 三分　麝香 三分　冰片 三分

以上共研极细面，吹口内，即愈。

治白口疮方①

硼砂 五分　炉甘石 五分　黄连 二分　儿茶 一钱，用砂锅焙，取出，去油　冰片 二分

上合一处，共为细末，必过四五日后，吹入口内方可耳。

治白口疮方②

蓖麻子 三个　吴茱萸　枯矾　黄丹 二三岁小儿各五六分，

若大小儿各七八分

用鸡蛋清调匀，抹手心、脚心，不时黄渣，即愈。

又方

南星 一个　半夏 一个

上为末，大黄米面内，陈醋调，摊在青布上，粘住足

心，不时黄渣，即揭去。

治口疮方

外敷药。

蓖麻子 三钱　天南星 三钱，研面　吴茱萸 三钱，研面　银

朱 二钱

捶成膏，铺青布摊，贴足心一炷香时，即去，效。

口舌门一切口疮皆治方，例后。鸡内金，烧灰，为末，

撒患处，立效。

六、舌病方

舌部。心开窍于舌，而心脉又系于舌也。再，肝脉络于舌本，脾脉络于舌傍。是舌属三经，不必专主于心也。[抄自《外科大成·卷三·分治部下（小疵）·舌部》]

紫舌胀。舌胀满口，坚硬疼痛，由火盛血壅所致。又云：脾热则肿满。用衣针扎箸头上，露锋分许，于舌上刺数十刺，令其血出，红色者轻，紫色者重，以温汤漱口，搽冰硼散，服凉膈散，加牛蒡子、荆芥，倍栀子。栀子，泻火之要药也。或去硝、黄。一用番木鳖，刮去壳，咀片，含少许即消。一用蓖麻子仁，研，纸捻，烧烟，熏舌，入口即消。一云：舌长过寸，研冰片敷之，即收回。一灸少冲穴。[抄自《外科大成·卷三·分治部下（小疵）·舌部》]

千金方

治重舌。

竹沥青　黄柏 末

共研极细面，不时点舌上，即退。

舌衄，为舌上有孔，小如针簪，大如箸头，其或色黑，出血如涌，由心火炎上血热所致，宜升麻汤、香参丸。又云：肝壅则血出如涌，肝风则舌强。[本论及以下升麻汤、香参丸二方，完整抄自《外科大成·卷三·分治部下（小疵）·舌部》]

升麻汤

治舌衄，血出如涌。

升麻 五钱　小蓟根 五钱　茜根 五钱　艾叶 七钱五分　寒水石 三两

上为末，每服三钱，用水一盏，煎七分，去渣，入生地汁 一合，再煎一二沸，温服。或加柏叶。

香参丸

治症同前。

人参 五钱　麦冬 五钱　当归 五钱　生蒲黄 五钱　生地 一两　甘草 二钱五分，炙

共为末，炼蜜为小丸，弹子大。每服一丸，每日三丸，白水化下。

七、咽喉诸病方

紫袍散（抄自《验方新编·卷一·咽喉·喉症各方》）

治咽喉十八症。

石青 一钱　青黛 一钱　朱砂 一钱　硼砂 一钱　山豆根 二
钱　人中白 五钱，煅　明矾 五钱　玄明粉 五钱　冰片 二分

共为细面，吹二三厘，即愈。

清咽利膈汤（抄自《医宗金鉴·外科心法要诀·卷六·喉
部·紧喉风》）

治紧喉风、喉痛，消肿疏风清。

牛蒡子 炒，研　连翘 去心　荆芥　防风　栀子 生，
研　桔梗　玄参　黄连　金银花　黄芩　薄荷　甘草　大
黄　朴硝（各一钱）　淡竹叶二钱

煎，食远服。

七步散

治咽喉肿痛不通。

火硝 四两，醋化，晒干，如此九次，研细末，醋调，敷患处，走七步，即通。

冰硼散① ［抄自《外科大成·卷三·分治部下（小疵）·舌部》］

治舌胀痰包，重舌木舌，咽喉肿痛。

冰片 一分　硼砂 五钱　朱砂 一钱　牙硝 一钱

为末，听用。喉生毒，加灯草 烧灰，更效。

牛黄点舌丹 ［本方及以下冰硼散、金钥匙二方，完整抄自《外科大成·卷三·分治部下（小疵）·咽喉部》］

治喉风喉痹，痰火壅盛，并大头瘟及疔毒等症。

牛黄 五分　熊胆 五分　蟾酥 三分　犀角 三分　羚羊角 三分　珍珠 三分　冰片 五分　麝香 三分　没药 一钱　朱砂 一钱　雄黄 一钱　硼砂 一钱　血竭 一钱　乳香 一钱　沉香 五分　葶苈 一钱

各为细末，称准，和匀，乳汁为丸，绿豆大，赤金为衣。每用一丸，呷舌下噙化，徐徐咽之，化尽，口内麻，以冷水漱口，咽之，则患处出汗。

冰硼散②

治咽肿及口齿肿痛，并久嗽痰火，咽哑作痛。

冰片 五分　硼砂 五钱　玄明粉 五钱　朱砂 六分

共为末，日吹五七次。

金锁匙

治喉风喉闭，痰涎壅盛，口噤不开，汤水不入者。

焰硝 一两五钱　硼砂 五钱　雄黄 二钱　白僵蚕 一钱　冰片 二分半

各研末，和匀，吹之，痰涎即出，或化为水。

八宝珍珠散 （抄自《医宗金鉴·外科心法要诀·卷六·喉部·喉痈》）

儿茶 一钱半　川连末 一钱半　川贝母 一钱半，去心，研　青黛 一钱半　红褐 一钱，烧灰存性　官粉 一钱　黄柏末 一钱　鱼脑石 一钱，煅　琥珀末 一钱　人中白 二钱，煅　硼砂 八分　冰片 六分　京牛黄 五分　麝香 三分　珍珠 五分，豆腐内煮半炷香时，研末

各研极细末，共兑一处，再研匀，以细笔管吹入喉内烂肉处。

补【方歌】八宝珍珠喉痈腐，冰麝儿茶连贝母，红褐官粉黛牛黄，脑石中白柏硼琥。

治咽喉肿痛方

天鹅头 一个，炙焦 枯矾 一分 蛇皮 一分 冰片 一分
共研细末，吹之。

治喉中生疮，百草霜、枯矾，为末，吹患处，神效。

治舌卒然肿破，咽喉闭塞，即时气绝，用皂矾，不拘多少，新瓦上煅红色，置地上，候冷，研末，用铁钳拗开牙关，搽舌上，即消。

治乳蛾，即时气不能出，将手两大拇指甲旁缝针刺出血，即愈。

治双单乳蛾。本人头顶上有红点，灸三艾壮，即消。若有红发，摘去。又方，人指甲，烧灰，研细末，吹入喉内，效。又方，用马钱子 一个，去毛极净，用瓦瓷细细刮下四分之下，以管吹入咽喉内，须臾即破，出脓血，用皂荚叶煨水，漱之。此方用百发百中，但去毛须净耳。

平安散方

朱砂 二钱　明雄 三钱　萝卜 五分　枯矾 三钱　牙皂 二钱　赤金 三十张　蟾酥 一钱　冰片 二分　麝香 三分

共研极细末，听用。

通关散①

代平安散用，吹骡马亦可。

当归　川芎　牙皂　雄黄

等分，共为细末，听用，收瓶内。

通关散②

辽细辛 去土、叶　猪牙皂角 去弦、子，炙赤（各一两）　藜芦 五钱，生用

上为细末，每用一字，吹入鼻孔中，得嚏为妙。

大通关散

牙皂 三钱五分　细辛 三钱五分　朱砂 三钱五分　明雄 二钱五分　枯矾 一钱半　白芷 一钱　广香 二钱　广皮 二钱　合香 二钱　桔梗 二钱　贯众 二钱　防风 二钱　法夏 二钱　甘草 二钱　苏薄荷 二钱

共研极细末，听用。治朱砂症要药，一名"心经疗"；又代平安散用，吹之，有嚏，可治；无嚏，不治。

清凉散方 （抄自《医宗金鉴·外科心法要诀·卷六·喉部·喉癣》）

治喉癣。

硼砂 三钱　人中白 二钱，煅　黄连 一钱，末　南薄荷 六分，末　冰片 五分　青黛 四分，末

共为极细面，吹入喉癣腐处。

补【方歌】清凉散吹天白蚁，胃火熏金成此疾，薄黛冰硼中白连，腐裂疼痛皆可去。

治久失声音哑，用人乳 四两、白蜜 四两、梨汁 四两、香椿芽汁 四两，如无芽时，干香椿芽代之，为末，重汤煮熟，不拘时服。

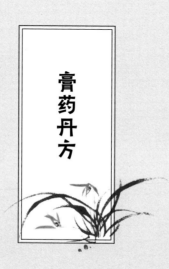

膏药丹方

一、炼制膏药

家传西圣膏 （抄自《外科大成·卷一·主治方》）

治男妇小儿，远年近日，五劳七伤，左瘫右痪，手足麻木，遍身筋骨疼痛，咳嗽痰喘，疟疾、痢疾、痞疾，走气，遗精白浊，偏坠疝气，寒湿脚气；及妇人经脉不调，赤白带下，血山崩漏；并跌打损伤，一切肿毒瘰疬，顽疮结毒臭烂，筋骨疼痛，不能动履者，贴之，悉验。

当归　川芎　赤芍　生地　熟地　白术　苍术　甘草节　陈皮　半夏　青皮　香附　枳壳　乌药　何首乌　白芷　知母　杏仁　桑皮　金银花　黄连　黄芩　黄柏　大黄　白蒺藜　栀子　柴胡　连翘　薄荷　威灵仙　木通　桃仁　玄参　桔梗　白鲜皮　猪苓　泽泻　前胡　升麻　五加皮　麻黄　牛膝　杜仲　山药　益母草　远志　续断　良姜　藁本　青风藤　茵陈　地榆　防风　荆芥　两头尖　羌活　独活　苦参　天麻　南星　川乌　草乌　文蛤　巴豆仁　芫花（各五钱）　细辛　贝母　僵蚕　大

风子　穿山甲（各一两）蜈蚣 二十一条　苍耳头 二十一个　虾蟆 七个　地龙　白花蛇　全蝎　海桐皮　白及　白蔹（各五钱）木鳖子 八两　桃　柳　榆　槐　桑　楝　杏（各三七寸），或楮，或椿 七枝　血余 四两

　　真麻油十三斤，浸之，春五，夏三，秋七，冬半月，日数毕，入大锅内，慢火煎至药枯，浮起为度。住火片时，用布袋滤净药渣，将油称准，将锅展净，复用细绢滤油，入锅内，要清净为美，投血余，慢火熬至血余浮起，以柳棒挑看，似膏溶化之象方美。熬熟，每净油一斤用飞过黄丹六两五钱，徐徐投入，火加大些。夏秋亢热，每油一斤加丹五钱，不住手搅，俟锅内先发青烟，后至白烟叠叠旋起，气味香馥者，其膏已成，即便住火，将膏滴入水中试软硬得中。如老，加熟油。若稀，加炒丹少许。渐渐加火，务要冬夏老嫩得所为妙。掇下锅来，搅俟烟尽，下后细药，搅匀，倾于水内，以柳棍搂，成块，再换冷水浸片时，乘温，每膏半斤，拔扯百转，成块，又换冷水投浸。用时，取一块，铜勺内溶化，摊用。

　　细药开后：乳香 一两　没药 一两　血竭 一两　轻粉 八钱　朝脑 二两　龙骨 二两　赤石脂 二两　海螵蛸 五钱　雄黄 二两　冰片 三钱　麝香 三钱

共为末，加入前膏内，神效。

据《外科大成》补贴膏治法如下：

五劳七伤，遍身筋骨疼痛，腰脚酸软无力，贴膏肓穴、肾俞穴、三里穴。

痰喘，气急咳嗽，贴肺俞穴、华盖穴、膻中穴。

左瘫右痪，手足麻木，贴肩井穴、曲池穴、三里穴。

遗精白浊，赤白带下，经脉不调，血山崩漏，贴阴交穴、开元穴。

痢疾水泻，贴丹田穴。

疟疾，男贴左臂，女贴右臂。

腰疼，贴命门穴。

疝气，贴膀胱穴。

头风，贴风门穴。

心气疼，贴中脘穴。

走气疼，贴章门穴。

寒湿脚气，贴三里穴。

胸腹胀闷，贴中脘穴。

噎食转食，亦贴中脘穴。

痞疾，先用面作圈，围痞块上，入皮硝两许，纸盖，熨斗熨热，去硝，贴膏，再熨，出汗，至腹内觉热方止。

跌打损伤及诸毒诸疮，俱贴患处。

凡内外诸症，贴之必用热布熨之。疥癣、疼癞等症，贴脐熨之，汗出为度。

膏药方①

百疮俱用。

公鸡屎 一两　头发 如碗大一团　葱胡 一把　槐皮 如茶盅大一片　艾叶 一把　黑豆 二盅　当归 一两　天花粉 一两　藤黄 一两　官粉 一两　枯矾 一两　黄蜡 一两　白蜡 一两　黄丹 一两　巴豆 五钱，先入

香油二斤，将前药入油浸五日，用火熬至滴水不散，后药末连蜡化尽，再下丹，成矣，急入水内，拔出毒，听用。

膏药方②

诸疮皆贴。

当归 五钱　白芷 三钱　血竭 三钱　巴豆 五钱　紫草 一钱　木鳖子 十个　黑豆 二盅　鸡屎 一两　葱胡 一把　藤黄 二钱　黄蜡 二两　官粉 一两，研末　龙骨 二钱，研末　银朱 一钱　黄丹 一两　乳香 三钱，先入　香油 十二两

前九味先入油内泡三日，慢火熬至药枯，去渣，再熬滴水中不散，去火，入下药末，黄蜡化尽，下黄丹，即成，倒于水中，拔去火毒，听用。

万应膏（前文多处涉及万应膏，而抄本原无，此据《医宗金鉴·外科心法要诀·卷二·膏药类方》补万应膏及方歌）

治一切痈疽发背，对口诸疮，痰核流注等毒，贴之甚效。

川乌　草乌　生地　白蔹　白及　象皮　官桂　白芷　当归　赤芍　羌活　苦参　土木鳖　穿山甲　乌药　甘草　独活　玄参　定粉　大黄（各五钱）

上十九味，定粉在外，用净香油五斤，将药浸入油内，春五夏三，秋七冬十，候日数已足，入洁净大锅内，慢火熬至药枯，浮起为度。住火片时，用布袋滤去渣，将油称准，每油一斤兑定粉半斤，用桃柳枝不时搅之，以黑如漆，亮如镜为度，滴入水内成珠，薄纸摊贴。

【方歌】万应膏用贴诸毒，发背痈疽对口疮，川草乌同地蔹及，象皮桂芷芍归羌，苦参木鳖穿乌药，甘独玄参定粉黄。

绀珠膏（本方至碧螺膏，共计11方，完整抄自《医宗金鉴·外科心法要诀·卷二·膏药类方》）

此膏治一切痈疽肿毒，流注顽臁，风寒湿痹，瘰疬乳痈，痰核血风等疮，及头痛、牙疼、腰腿痛等症，悉验。

制麻油 四两　制松香 一斤

上将麻油煎滚，入松香，文火溶化尽，离火，柳枝搅，再下细药末二两三钱，搅匀，倾水内，拔扯数十次，易水浸之，听用。

一、瘀血、肿毒、瘰疬等证，但未破者，再加魏香散，随膏之大小、患之轻重，每加至三二分为准。

一、毒深，脓不尽，及顽疮、对口等症，虽溃，必用此膏，获效。

一、未破者，贴之，勿揭，揭则作痒；痛亦勿揭，能成脓。患在平处者，用纸摊贴；患在弯曲转筋处者，用绢帛摊贴。

一、臁疮及臀腿寒湿等疮，先用茶清，入白矾少许，洗净，贴之，见效。

一、头痛，贴太阳穴。牙痛，塞牙缝内。

一、内痈等证，作丸，用蛤粉为衣，服下。

一、便毒，痰核多，加魏香散。如脓疮，再加铜青。如蟮拱头、癣毒，贴之，亦效。

【制油法】每麻油一斤，用当归、木鳖子肉、知母、细辛、白芷、巴豆肉、文蛤 打碎、山慈菇 打碎、红芽大戟、续断（各一两）、槐、柳枝 二十八寸，入油内浸二十一日，煎枯，去渣，取油，听用。查朝鲜琥珀膏，多续随子，此方宜加之。

【制松香法】择片子净嫩松香，为末，十斤；次取槐、柳、桃、桑、芙蓉等五样枝，各五斤，剉碎，用大锅水煎浓汁，滤净，再煮一次，各收之，各分五份。每用初次汁一份，煎滚，入松香末二斤，以柳、槐枝搅之，煎至松香沉底为度，即倾入二次汁内，乘热拔扯数十次，以不断为度。候温，做饼，收之。余香如法制。

膏内细药方

乳香 五钱　没药 五钱　雄黄 四钱, 老山的　血竭 五钱　麝香 一钱　轻粉 二钱

上为细末，加入膏内用。

魏香散

乳香 二钱　没药 二钱　血竭 二钱　阿魏 一钱　麝香 一钱

上为末，罐收，听用。

【方歌】绀珠膏贴痈疽毒，流注顽臁湿痹名，瘰疬乳痈痰核块，血风头痛及牙疼。黄香化入麻油内，乳没雄黄竭麝轻，随症更加魏香散，麝香魏竭乳没并。

陀僧膏

专贴诸般恶疮、流注、瘰疬、跌扑损伤、金刀误伤等证，用之有效。

南陀僧 二十两，研末　赤芍 二两　全当归 二两　乳香 五钱，去油，研　没药 五钱，去油，研　赤石脂 二两，研　苦参 四两　百草霜 二两，筛，研　银黝 一两　桐油 二斤　香油 一斤　血竭 五钱，研　孩儿茶 五钱，研　川大黄 半斤

上药，先将赤芍、当归、苦参、大黄入油内，炸枯，熬至滴水不散，再下陀僧末，用槐、柳枝搅，至滴水将欲成珠，将百草霜细细筛入，搅匀，再将群药及银黝筛入，搅极匀，倾入水盆内，众手扯千余下，再收入瓷罐内，常以水浸之。

补【方歌】陀僧膏贴诸恶疮，流注瘰疬跌扑伤，陀僧赤芍归乳没，赤脂苦参百草霜，银黝桐油香油共，血竭儿茶川大黄。

巴膏方

此膏贴一切痈疽发背恶疮，化腐生肌，甚效。

象皮 六钱　穿山甲 六钱　山栀子 八十个　人头发 一两二钱　血竭 六钱，另研极细末　儿茶 六钱，另研极细末　硇砂 三钱，

另研极细末　黄丹飞　香油四斤，桑　槐　桃　柳　杏枝（各五十寸）

上将桑、槐、桃、柳、杏五样枝，用香油四斤，炸枯，捞出渣，滤净；次入象皮、穿山甲、人头发，炸化；再入山栀子，炸枯；用绢将药渣滤去，将油复入锅内煎滚，离火少顷，每油一斤入黄丹六两，搅匀；用慢火熬至滴水中成珠，将锅取起，再入血竭、儿茶、硇砂等末，搅融；用凉水一盆，将膏药倾入盆内，用手扯药千余遍，换水数次，拔去火气，瓷罐收贮。用时不宜见火，须以铜勺盛之，重汤炖化，薄纸摊贴。

补【方歌】痈疽发背用巴膏，象甲栀茶发竭硇，枝用桑槐桃柳杏，黄丹搅和共油熬。

亚圣膏

治一切破烂诸疮，并杨梅结毒，贴之甚效。

象皮 一两　驴甲 一块，即悬蹄　鸡子清 三个　木鳖子 七个　蛇蜕 二钱　蝉蜕 四钱　血余 三钱　穿山甲 六钱　槐枝　榆枝　艾枝　桑枝　柳枝（各二十一寸）　黄丹　黄蜡　麻油三斤

上将药浸七日，煎如常法，去渣，每净油一斤入黄丹七两，煎成膏，入黄蜡五钱，化尽，再加血竭 五钱、儿

茶 三钱、乳香 三钱、没药 三钱、牡蛎 五钱，煅、五灵脂 五钱，上五味，研极细末，入膏内，成膏，出火，摊贴。

补【方歌】亚圣膏治破烂疮，杨梅结毒贴之良，象驴鸡鳖蛇蝉蜕，血甲槐榆艾柳桑，丹蜡麻油匀化后，竭茶乳没蛎灵裹。

绛珠膏

治溃疡诸毒，用之去腐定痛生肌，甚效。

天麻子肉 八十一粒　鸡子黄 十个　麻油 十两　血余 五钱　黄丹 二两，水飞　白蜡 三两　血竭 三钱　朱砂 二钱　轻粉 三钱　乳香 三钱　没药 三钱　儿茶 三钱　冰片 一钱　麝香 五分　珍珠 二钱

上将麻油炸血余焦枯，加麻子肉、鸡子黄，再炸枯，去渣，入蜡，候化，离火少时，入黄丹，搅匀，再加细药，和匀，收用，摊贴。若乳岩，须要入银朱 一两。

补【方歌】绛珠化腐主生肌，麻肉鸡黄油血余，丹蜡竭砂轻乳没，儿茶冰麝共珍珠，研细和匀随证用，乳岩须要入银朱。

绛红膏

治一切肿毒已成，疼痛不消者，贴之悉效。

银朱 五钱

为细末，以生桐油调，摊如膏。先用神灯照，后用此膏贴之。

【方歌】绛红膏治毒已成，肿痛难消用最灵，一味银朱为细末，桐油调和贴之平。

加味太乙膏

此膏治发背痈疽，及一切恶疮，湿痰流注，风湿，遍身筋骨走注作痛，汤烫火烧，刀伤棒毒，五损内痈，七伤外证，俱贴患处；又治男子遗精，妇人白带，俱贴脐下；脏毒肠痈，亦可丸服；诸般疮疖，血风癞痒，诸药不止痛痒者，并效。

白芷 二两　当归 二两　赤芍 二两　玄参 二两　柳枝 一百寸　槐枝 一百寸　肉桂 二两　大黄 二两　木鳖子 二两　生地 二两　没药 三钱　轻粉 四两，研，不见星　阿魏 三钱　黄丹 四十两，水飞　乳香 五钱　血余 一两

上将白芷、当归、赤芍、玄参、肉桂、大黄、木鳖子、生地八味，并槐、柳枝，用麻油足称五斤，将药浸入油内，

春五，夏三，秋七，冬十日，入大锅内，慢火熬至药枯浮起为度；住火片时，用布袋滤净药渣，将油称准，用细旧绢，将油又滤入锅内，要清净为佳；将血余投上，慢火熬至血余浮起，以柳枝挑看，似膏溶化之象，方算熬熟；净油一斤，将飞过黄丹六两五钱徐徐投入，火加大些，夏秋亢热，每油一斤加丹五钱。不住手搅，候锅内先发青烟，后至白烟叠叠旋起，气味香馥者，其膏已成，即便住火，将膏滴入水中，试软硬得中。如老，加熟油；若稀，加炒丹，每各少许。渐渐加火，务要冬夏老嫩得所为佳。候烟尽，掇下锅来，方下阿魏，切成薄片，散于膏上，化尽；次下乳没、轻粉，搅匀，倾入水内，以柳棍搂成一块，再换凉水浸片时，乘温，每膏半斤，扯拔百转，成块，又换凉水浸。随用时，每取一块，铜勺内复化，随便摊贴，至效。

【方歌】太乙膏治诸般毒，一切疮伤俱贴之，白芷当归赤芍药，玄参桂没柳槐枝，大黄木鳖轻生地，阿魏黄丹乳血余。

白膏药①

专贴诸疮肿毒，溃破流脓，甚效。

净巴豆肉 十二两　蓖麻子 十二两，去壳　香油 二斤　蛤蟆 五个，各喡人发一团　活鲫鱼 十尾　官粉 二斤半，研末　乳香 五钱，研末先将巴豆肉、蓖麻子入油内浸三日，再将蛤蟆入油内浸一宿，临熬时，入活鲫鱼，共炸焦，去渣，滤净，慢火熬油，滴水成珠，离火，倾于净锅内，再加官粉 二斤半、乳香末 五钱，不时搅之，冷定为度。用时，重汤炖化，薄纸摊贴。

补【方歌】白膏专贴诸疮毒，巴豆蓖麻浸入油，活鲫蛤蟆同炸后，再将官粉乳香投。

化腐紫霞膏

能穿透诸毒，凡发背已成，瘀肉不腐，及不作脓者，用此膏以腐烂瘀肉，穿溃脓毒，其功甚效。

金顶砒 五分　潮脑 一钱　螺蛳肉 二两，用肉，晒干，为末　轻粉 三钱　血竭 二钱　巴豆 五钱，研，用白仁

上各为末，共碾一处，瓷罐收住。临用时，用香油调搽顽硬肉上，以绵纸盖上，或膏贴俱可。

【方歌】化腐紫霞膏穿毒，透脓化腐效如神，金砒潮脑螺蛳肉，轻竭麻仁巴豆仁。

贝叶膏

此膏贴痈疽发背，一切溃烂诸疮。

麻油 一斤　血余 鸡子大一团　白蜡 二两

上将血余以文火炸化，去渣，离火，入白蜡，溶化，候温，用绵纸剪块三张，张张于油内蘸之，贴于瓷器帮上。用时，揭单张，贴患处，日换八九次，力能定痛，去腐生肌，其功甚速，切勿忽之。

【方歌】贝叶膏治溃烂疮，去腐生肌功效强，血余麻油煎渣去，下火入蜡化贴良。

碧螺膏

此膏治下部湿疮、疥癣，并结毒、痰串、疬疮。

松香 取嫩白成片者，为末，筛过，用铜盆以猪油遍搽之，入水至滚，入松香末，不住手搅之，以香沉底为度，倾冷水中，拔扯百十次，以不断为度

上将麻油煎滴水中欲成珠，入松香 一斤，文火溶化，看老嫩取起，离火，住滚，徐徐入糠青、胆矾各净末 五钱，以柳枝左搅匀为度。如老，加熟猪油 二三钱。用绿纸薄摊，贴之。

【方歌】碧螺膏治疥湿疮，猪脂麻油嫩松香，再入糠青胆矾末，绿纸摊贴效非常。

白膏药②

治多年顽疮久不愈者,并治诸疮不收口者,用之效。

黄丹 五钱 官粉 五钱 黄蜡 二两 香油 半斤 轻粉 一钱,末 血竭 二钱,末 乳香 一钱,水化成块,末 没药 一钱,末 儿茶 一钱,末 赤石脂一钱,末

先将油熬至滴水成珠,下黄蜡,化开,再入黄丹就起,离火,方下诸味药末,不住手搅匀。

诸疮膏药方

藤黄 五钱 黄蜡 一两 官粉 一两 枯矾 一两 黄丹 一两 白蜡 一两 天花粉 一两 鸡屎 三钱 头发 如茶盅大一团 葱胡 一把 黑豆二酒盅 巴豆 五钱

先将头发、葱胡、黑豆、巴豆、鸡屎入油内,熬焦枯,捞出,再下前药,入油内,熬至滴水中成片不散,即成效方,加乳香、没药、血竭。

治搭背疮膏药方①

真香油 一斤 连四纸 八钱 藤黄 二钱,末 黄蜡 八钱 官粉 八钱,末 乳香 八钱,末 蛇皮 一钱,末 龙骨 八钱 血余 八钱 枯矾 八钱 槐白皮 八钱 鸡屎 八钱 葱胡 八钱 黑豆 八钱

先将血余以下六味药入油内，熬血余化时离火，候油澄清，滤净渣，再入前药藤黄以下六味，又待油清，入连四纸，微火煎，此时怕火故也。熬至滴水中成片不散，入黄丹八钱，即成矣。

治搭背疮膏药方②

一切恶疮皆可贴。

香油 四两 血余 一团 葱胡 一把 黑豆 三钱 鸡屎 二钱 槐皮 二钱 当归 二钱 官粉 二钱 黄蜡 二钱 藤黄 二钱 连四纸 一张 黄丹 二钱

先将前八味药入油内浸，熬血余化时，即住火，候油澄清，滤去渣，再藤黄、黄蜡、官粉三味，又待油清，入连四纸，微火，此时怕火故也。欲成膏，入黄丹 二钱，即成矣。治筋骨，加川乌、草乌、牛膝、海马、地骨皮（各三钱）。

神仙膏

治无名肿毒，发背疔毒，对口恶疮等症。

乳香 三钱 没药 三钱 血竭 三钱 儿茶 三钱 白及 三钱 龙骨 三钱 象皮 三钱 花粉 三钱 官粉 二两 黄蜡 四两 冰片 二分 麝香 三分 硼砂 三钱 香油 半斤

琥珀膏 （抄自《医宗金鉴·外科心法要诀·卷三·头部·发际疮》）

治诸疮，活瘀解毒化腐，良。

花椒 十四粒　血余 八钱　定粉 一两　轻粉 四钱　银朱 七钱　琥珀 五分　黄蜡 四两　麻油 十二两

将血余、花椒油炸焦，捞去渣，下蜡，化尽，用夏布滤尽，倾入瓷碗内，入前四味（定粉、轻粉、银朱、琥珀末），徐徐下入油内，用柳枝不时搅，以冷为度。

补【方歌】琥珀膏能治诸疮，活瘀解毒化腐良，定血轻朱椒蜡珀，麻油熬膏亦疗疡。

铁扇膏药方

专治金疮，神效，随贴随愈。

龙骨 二钱半　象皮 二钱　乳香 一钱半　没药 一钱半　血竭 一钱半　儿茶 二钱半　古石灰 二钱　金毛狗 二钱　三七 二钱　牡蛎 二钱　韭子 二钱　冰片 一分半　麝香 一分半　黄丹 八两　香油 二斤

先将油熬至滴水中不散，离火，诸药即成。

神效金疮膏方

顺天陈得秀传方。

公猪油 一斤四两　松香 六两　官粉 四两　黄虫 六两　樟脑 二两　冰片 六分　血竭 一两　儿茶 一两　乳香 五钱,去油　没药 五钱,去油

上药,研细末,先将猪油、松香、黄虫三味熬之,化开,滤渣,待冷,再入药末,捣匀,瓷罐收贮,不可泄气。

凡遇刀斧损伤,跌扑打破,敷患处,即时止血止痛,更不作脓溃烂,其伤处切不可见水,用药敷之即愈。乳香、没药二味,各用一两亦可。

生肌玉红膏 (抄自《医宗金鉴·外科心法要诀·卷二·生肌类方》)

此膏治痈疽发背,诸般溃烂、棒毒等疮,用在已溃流脓时,先用甘草汤洗,甚者用猪蹄汤淋洗患上,软绢挹净,用抿櫊挑膏,于掌中搽化,遍搽新肉上,外以太乙膏盖之。疮大,洗换二次。内兼服大补气血之药,新肉即生,疮口自敛,此神方也。

当归 二两　白芷 五钱　紫草 二钱　甘草 一两二钱　轻粉 四钱,研细末　瓜儿血竭 四钱　白蜡 二两　麻油 一斤

上将前四味入油内浸三日，锅内慢火熬微枯色，细绢滤净清，将油复入锅内煎滚，入血竭化尽，次下白蜡，微火亦化。用茶盅四个，预放水中，将膏分作四处，倾入盅内，候片时，方下轻粉，各投一钱，搅匀，候至一日夜，用之，极效。

补【方歌】生肌玉红膏最善，溃烂诸疮搽即收，归芷蜡轻甘紫草，瓜儿血竭共麻油。

莹珠膏（抄自《医宗金鉴·外科心法要诀·卷二·生肌类方》）

此膏治溃疡，去腐生肌定痛生肌，并杨梅疮、杖疮、臁疮、下疳等证。

白蜡 三两　猪脂油 十两　轻粉 一两五钱，研末　樟脑 一两五钱，研末

先将白蜡、脂油溶化开，离火，候温，入轻粉、樟脑，搅匀，成稍凝，再入冰片 一钱，搅匀，成膏，罐收，听用。

凡用，先将甘草、苦参（各三钱）煎水，洗净患处，贴膏。杖疮，用荆川纸摊极薄，贴之，热则易之，其疔瘀即散，疼痛立止；治杨梅疮，加红粉 二钱；治顽疮乳岩，加银朱 一两；治臁疮，加水龙骨 三钱，或龙骨 四钱。

补【方歌】莹珠膏用治溃疮，定痛生肌功效强，白蜡猪脂樟冰粉，杨顽乳杖并臁疮。

软灵药膏

雄鸡粪 三泡　雄黑豆 三合　槐白皮 一块　艾条 三根　血余 一团　赤头葱胡 一颗　藤黄 三两　官粉 一两，研末　黄蜡 二两　香油 一斤　乳香 三钱，研末　没药 三钱，研末

先将藤黄入油内，熬片时，后入前六味，熬成黑焦色，去渣，再熬至滴水成珠，再入官粉，熬起白烟片时为度，下黄蜡化开，倾于水内泡冷，用瓷罐收之，听用。其效如神。诸疮肿毒已成、未成，俱宜贴之。

白龙膏 ［抄自《外科大成·卷二·分治部上（痈疽）·颈项部》］

贴鼠疮，立验。

麻油 二十两　大附子 二个　穿山甲 十片　杏仁 五十粒　槐白皮 一片

入油浸十余日，炸枯，滤渣，入血余 一团、虾蟆 一个、白花蛇 一条。以上俱入油内，徐徐煎化，再滤去渣，入黄丹 十两，成膏，再加乳香、没药（各二钱），离火。

书云：腐不尽，不可以言生肌。若误用生肌药，则反增溃烂。但溃而不痛者，乃其征也。又云：毒尽则肌自生。是知有腐不可不速去也。肿毒已成，皮厚不敢穿者，内服透脓散，外涂玄珠膏，仍以黑膏盖之，则脓从孔窍中渗出，

三五日毒顶分界，成片而落，其大脓已尽，而内肉已平，神妙莫测，阳症立验，而必赖内托之功。毒深不能收敛者，以纸捻蘸玄珠膏，送入疮口内，易于收敛，不致成漏。杖疗涂之，瘀腐立化。治癣，加天麻子同炸，调芦荟末涂之。秃疮，加花椒 数粒、牙皂、杏仁（各七个）、艾少许，同煎如法。（本段抄自《外科大成·卷一·主治方·去腐类方》）

玄珠膏 （抄自《外科大成·卷一·主治方·膏药类方》）

治肿疡将溃，涂之，脓从毛孔吸出。已开针者，用捻蘸送孔内呼脓。瘀腐不净，涂之立化。

木鳖子肉 十四个　斑蝥 八十一个　柳枝 四十九寸，或加驴甲片 三钱　草乌 一钱　麻油 三两

浸七日，文火炸枯，去渣，入巴豆仁 三两，煎豆黑，倾于钵内，研如泥，加麝香 一分，搅匀，入罐内收住，听用。

肥油膏 （抄自《医宗金鉴·外科心法要诀·卷三·头部·秃疮》）

能治肥疮，散风杀虫长发强，治秃疮、癣疮，效。

番木鳖 六钱　当归 五钱　藜芦 五钱　黄柏 三钱　苦参 三钱　杏仁 三钱　狼毒 三钱　白附子 三钱　鲤鱼胆 二个　黄蜡 一两二钱　香油 十两

将前九味药入油内，熬至黑黄色，去渣，去火，入黄蜡，化尽，用布滤过，罐收。每用少许，用蓝布裹住手指，蘸油，擦疮，是奇方。

补【方歌】肥油膏能治肥疮，散风杀虫长发强，黄柏苦参白附子，番鳖野狼毒杏仁良，藜芦当归鲤鱼胆，炸焦入蜡实奇方。

如圣膏 [抄自《医宗金鉴·外科心法要诀·卷十四·发无定处（下）·风疳》]

治风疳，证如风癣形，破流黄水，疮微疼，由风湿客于谷道而成，浸淫遍体微疼，宜用此膏搽之，即收功。

当归 五钱　巴豆 三钱，去壳

香油 八两，将二味药煤枯，去渣，入黄蜡 三两，化尽，离火，绢滤净，将凝，入轻粉 二钱，搅匀，搽之，愈。

补【方歌】如圣膏用归巴豆，二味一同入香油，炸枯加蜡添轻粉，凝搽风疳功即收。

治筋骨疼痛膏药方

遂贴即愈，效不可比。

真香油 半斤　桐油 半斤　草乌 三钱　麻黄 一钱半　木瓜 二钱　透骨草 二钱　海马 一个　没药 二钱　乳香 一钱半　黄丹 六两

如去海马，加虎胫骨、麝香、黑狗油 二两、香油 一斤，去桐油，熬成膏，贴筋骨疼痛更效。早晚降病，永不再犯。

治筋骨疼痛方

神效。

川乌 五钱　草乌 五钱　官桂 五钱　良姜 五钱　当归 五钱　雄黄 一钱，外入　朱砂 三钱，外入　麝香 三分，外入　香油十二两

槐条搅，熬至滴水中成片不散，去火，下黄丹 一两，熬至绿烟起，用水喷油中。

化痞膏

白芥子 半斤　生山甲 二两　阿魏 一两　黄丹 二两　元射 一钱

桐油半斤，熬至滴水成膏，摊布上，贴患处，效。

二、槌制膏药

千槌膏①

蓖麻子 四两　木鳖子 二十五个　大风子 二十五个　巴豆仁 十粒，生　杏仁 四十九个　桃仁 四十九个　瓜蒌仁 四十九个　松香 一斤，研末　乳香 六钱，生，研末　没药 六钱，生，研末　铜绿 一两，研末　官粉 一两，研末　轻粉 五钱，研末　潮硇 五钱，研末　银朱 五钱　百草霜 不拘多少

共槌成膏。若硬，加麻子；若软，加松香。槌极细，拔千遍，即成矣。

千槌膏②

硬，加麻子；软，加黄香。

蓖麻子 四两　巴豆 二十个　杏仁 七十二个　桃仁 七十二个　瓜蒌仁 七十二个　木鳖子 二十五个　松香 一斤　乳香 五钱，末　没药 五钱，末　朱砂 五钱　铜绿 三钱　雄黄 五钱　紫草茸 三钱，末　百草霜 不拘多少

共合一处，槌极细。若要白色，加官粉 三钱，去百草霜、铜绿、朱砂；要红色，用朱砂，去铜绿、官粉、百草霜；要绿色，用铜绿，去官粉、百草霜、朱砂；要黑色，用本方，不去，即可。

千槌膏③

治无名肿毒、疔毒、瘰疬等症。

蓖麻子 二两　火麻子 二两　大风子 十个　木鳖子 十一个　乳香 三钱　自然铜 三钱　松香 半斤　没药 二钱　血竭 二钱　儿茶 三钱　巴豆 五粒　樟脑 三钱　铜绿 一两　杏仁 二十一个　百草霜 七钱　官粉 一两

槌成膏，贴患处，效。

千槌膏④

自然铜 四钱，煅末　轻粉 一钱，末　铜绿 一两，末　海螵蛸 二钱半，煅　狼毒 二钱，末　乳香 三钱，末　没药 二钱，末　儿茶 二钱，末　官粉 一两　大风子 十二个，去壳　木鳖子 二十一个，去壳　蓖麻子 四十九个，去壳　樟脑 四钱，末　松香 半斤　牡蛎 二钱，煅末　百草霜 七钱，末

共槌成膏。若软，加松香；硬，加麻子；如要红色，加

银朱。凡遇痈疽疔毒、无名肿毒、鼠疮瘰疬，贴之俱效。内加巴豆七个。

千槌膏⑤

贴无名肿毒，对时即消。

松香 六钱　蓖麻子 十五个　大风子 十个　朝脑 四钱　铜绿 一两　轻粉 一钱　自然铜 四钱，煅　螵蛸 二钱半　乳香 三钱　没药 二钱　狼毒 二钱　儿茶 二钱　白矾 三钱　木鳖子 三个

共槌成膏，听用。加牡蛎亦可。

千槌绿云膏

治瘰疬、疖毒、诸疮。

松香 八两　乳香 三钱　没药 一钱半　杏仁 一钱　蓖麻子 五钱半　血竭 一钱　铜绿 五钱　儿茶 三钱　木鳖子 五个　火麻子 二两　巴豆 五个　樟脑 三钱　大风子 十个　自然铜 三钱　百草霜 不拘多少

共为细末，俱合一处，千槌成膏，绢摊贴患处，神效。

三、调制膏药

铁桶膏（抄自《医宗金鉴·外科心法要诀·卷二·肿疡敷贴类方》）

此膏治发背痈疽，将溃已溃时，根脚走散，疮不收束者，宜用此药围敷。

胆矾 三钱　铜绿 五钱　麝香 三分　白及 五钱　轻粉 二钱　郁金 二钱　五倍子 一两，微炒　明矾 四钱

共为极细末，用陈米醋一碗，匀内慢火熬至一小杯，候起金黄色泡为度，待温，用药末一钱，搅入醋内，炖温，用新笔涂于疮根周围，以棉纸覆盖药上，疮根自生皱纹，渐收渐紧，其毒不致散大矣。

补【方歌】铁桶膏收毒散大，周围敷上束疮根，胆矾铜绿及轻粉，五倍明矾麝郁金。

七真膏（抄自《外科大成·卷四·不分部位小疵·无名肿毒》）

乳香 三钱，去油　没药 三钱，去油　三七 三钱，焙　轻粉 三钱　儿茶 三钱　麝香 四分　冰片 二分

共为末，瓶收，听用。遇杖者，勿经汤水，用白蜜调敷，疔自化，瘀自散，只此一敷，不须再换。

踯躅花油方（抄自《医宗金鉴·外科心法要诀·卷三·头部·秃疮》）

踯躅花根 四两，捣烂　菜油 一碗　黄蜡 少许

先将油熬踯躅根枯，去渣，加黄蜡，候冷，搽患处，日用三次，毡帽戴之，勿令见风。

补【方歌】踯躅花油疗秃疮，驱虫止痒擦之良，踯躅花根研极烂，菜油炸枯入蜡强。

保肤膏（抄自《外科大成·卷四·不分部位小疵·无名肿毒》）

治汤泡火烧，及臁疮、秃疮。

大蜂房 一个　血余 一团　香油 半斤　黄蜡 一两　大黄 二两，末　朝脑 一两，末

先将蜂房、血余入油内，炸枯，去渣，入黄蜡，溶化，离火，候温，入大黄、朝脑二味，研匀，任用。

黄连膏（抄自《医宗金鉴·外科心法要诀·卷五·鼻部·鼻疮》）

治鼻中生疮，并汤火伤，小儿胎瘤。

黄连 三钱　黄柏 三钱　姜黄 三钱　当归尾 五钱　生地 一两

用香油十二两，入药，先熬至药枯，去渣，下黄蜡四两，搅匀，存用。

补【方歌】黄连膏润诸燥疮，归尾生地柏姜黄，油炸去渣加黄蜡，布滤搅凝涂抹强。

大黑神膏（抄自《外科大成·卷四·不分部位小疵·无名肿毒》）

治诸癞，遍身生疮，及多脓血。

川乌　川芎　升麻　防己　黄柏　黄连　藜芦（各五钱）巴豆四十粒　杏仁四十粒　乱发鸡子大一团　猪脂二斤，入锅内，以化为度，去渣　雄黄　雌黄　胡粉　白矾（各五钱，为末）松脂鸡子大一团

上为末，入油内，搅匀，收瓷器内。先以热盐汤洗净，次搽药，日三次。勿令入口。

藜芦膏［抄自《外科大成·卷二·分治部上（痈疽）·手部》］

治痼疮痒痛，黄水浸淫。

藜芦一两　苦参一两　猪脂半斤

浸七日，煎十数沸，去渣，入松香一两，化开，离火，再入雄黄、枯矾末（各一两），搅匀涂之，以瘥为度。

金蟾膏 [抄自《外科大成·卷二·分治部上（痈疽）·股部》]

治骨疽，脓汁败坏，骨从疮口出者。

大虾蟆 一个　乱头发 鸡子大一团　猪脂油 四两，炸

二味炸枯，去渣，收用。先以桑白皮、乌豆煎汤，淋洗疮口，拭干，搽之。

金花膏

治癣疮，以及薄皮疮。

用金银花、藤叶、大杨叶，水熬烂，澄清，用水熬成膏，贴疮，如神。

二油膏 [抄自《外科大成·卷二·分治部上（痈疽）·手部》]

治鹅掌风及血风疮等症。

柏油 一两　牛油 一两　香油 一两　黄蜡 一两　银朱 一两　铅粉 二钱　麝香 二分

成膏，搽患处，火烘之，以油干为度。

四、炼制丹方

去腐灵药 （抄自《外科大成·卷一·主治方·去腐类方》）

水银 一两　火硝 二两　食盐 三钱　枯矾 三钱，三味炒燥　朱砂 八钱　雄黄 三钱　白砒 三钱　硼砂 三钱，一加硇砂 三钱

共为末，入泥固罐内，盖盏封口，架三钉上，砌百眼炉，先底火二寸，点香一枝，中火一枝，顶火一枝，随以水擦盏勿住，香毕，去火，次日取升上者用。

若发背，未破加花粉，已破加乳香、没药。疔疮初起，加蟾酥。肿毒，加鹅管石，醋调敷。烂疮，加黑附子。囊痈烂，加贝母。瘰疬破，加发灰、皂角、白及，水调敷。疳疮，加滑石。鱼口，加皂角。结毒，加光粉滑石。臁疮，加轻粉、黄丹。跌扑，加文蛤、百草霜。乳蛾、走马疳、耳胭等，俱用茶调敷。蛇咬，加南星、川椒。虫咬，加雄黄。

灵药方

石膏 一两　白矾 四钱　朱砂 五钱　火硝 五两　雄黄 五钱　轻粉 五钱　硼砂 五钱　赤金 百张　胆矾 五钱　铜绿 五钱　水银 一两

打三炷香时为度，加减用之。

红粉散（抄自《外科大成·卷一·主治方·生肌类方》）

治一切顽疮，及杨梅粉毒、喉疳、下疳、痘子等，立验。

水银　白矾　火硝（各一两一钱）　朱砂 三钱三分

以锅煨热，取起，入白矾，一沸见清，入硝，一沸见清，入朱砂，一沸见定，取出，研末，入锅内，下水银，盖碗封，打如法。①

一方用水银 一两　焰硝 一两，炒干，为末，用四钱五分　白矾 一两，煅枯，四钱五分　朱砂 一钱，为末

次用筛过净香炉灰 二三斤、盐卤水 四五斤，听用。取中样新铁锅一口，以砖架起，安朱砂末于锅内，如莲子大为度。次取硝、矾末，研匀，盖朱砂上，用戥盘轻轻按硝、矾如银底样，周遭如茶盅口大，次将茶盅盖之。如口外有

––––––––––––

① 打：此处意为"用火烧炼"。

硝、矾，即吹去之。将盅揭起，用筷子在硝、矾中间轻轻点一小窝，用茶匙挑水银入窝内，仍将先覆茶盅盖之。次取前香灰，用盐卤水调，干湿得所，先将手按茶盅勿令动，随将湿灰周围涂过，只留盅底在外，用石压之。次锅下发火，打三炷香时为度。用棕蘸卤水，于灰上刷之。香完，离火，过宿，开，看粉霜必以朱砂色为度。如红黄，为嫩，上疮必痛，须再封，打一炷香。

一先用朱砂末、急性子（各一钱五分），于锅内炒烟尽，去药，拭净，入硝、汞，升打如法，为之净锅。

一用煅石膏、赤石脂（各二两），为末，盐水调之，封口，次用香炉灰盖之，更佳。

一初打出红粉，用绵纸包好，入小南青布袋内，用绿豆水或槐花 八两、甘草 一两，煎汤，悬胎煮一二百沸，取袋，埋黄土内一日夜，去火毒及硝、矾之气。

下疳，嚼细茶，罨三次，次掺之即愈。杨梅痘子，点之即愈。杨梅喉疳，用新笔蘸粉，点之即愈。杨梅粉毒，用麻油 四两、黄蜡 一两，熔化成膏，离火，候温，入红粉 一钱，搅匀，绵纸摊贴，一日一换，立验。

白升丹

专治痈疽发背，肾痈腹痛，附骨疽，一切无名肿毒，其效如神，立试立验。用时将药少许，按于膏药上，再用此膏贴之，不可明用，恐患处作疼，慎之。

青盐 二两五钱　火硝 二两五钱　白矾 二两五钱　皂矾 二两五钱　水银 一两　硼砂 五钱　雄黄 一钱　朱砂 一钱，加礞石 二两半 亦好

升法：先须斋戒，择洁净处所，谨避妇人，不闻鸡犬处，将前药称准，另研极细末，并合一处，加水银，再研，以不见水银，如芝麻酱为度；再用半大铁锅一口，将药分一半入锅内，用洁净中碗一个盖好，周围用细纸厚糊封固，不可令其泄气；上用河边半干细沙土厚盖锅面，以满为度。如无细沙，细土亦可用。用青枫炭置炉内，将药锅放上，先用文火，后用武火升之，以长香二炷、短香三炷为度，香尽，将药锅取下，少顷揭开，其药丹自糊碗内，用刀刮下，收贮盛瓷瓶内。将锅内丹底刮尽，入前药，照前法再升余药一半其丹底。研细末，擦疥疮，神效。惟揭开时，务要含冷水一口，以避丹毒。

红升丹

青盐 二两五钱　火硝 七两　白矾 四两　皂矾 四两　胆矾 二两　水银 一两　硼砂 五钱　雄黄 五钱　轻粉 五钱　朱砂 三钱

上各研细末，再合一处，加水银同研，水银不星为度，升法照前白升丹同。

红升丹方（抄自《医宗金鉴·外科心法要诀·卷二·去腐类方》）

此丹治一切疮疡溃后，拔毒去腐，生肌长肉，疮口坚硬，肉黯紫黑，用丹少许，鸡翎扫上，立刻红活。疡医若无红、白二丹，决难立刻取效。

白矾 一两　皂矾 六钱　火硝 四两　水银 一两　朱砂 五钱　雄黄 五钱

上药，先将二矾、火硝研碎，入大铜勺内，加火硝一小酒盅，炖化，一干即起，研细末。

另将朱砂、雄黄、水银同研细，至不见水银星为度；再入硝、矾三味末，研匀，入罐内，火升，小香三炷为度，先文火，后武火升之。

白降丹（抄自《医宗金鉴·外科心法要诀·卷二·去腐类方》）

此丹治痈疽发背，一切疔毒，用少许，疮大者用五六厘，小者用一二厘，水调，敷疮头上，初起者立刻起疱消散，成脓者即溃，腐者即脱，消肿，诚夺命之灵丹也。

朱砂 二钱　雄黄 二钱　水银 一两　硼砂 五钱　火硝 一两五钱　食盐 一两五钱　白矾 一两五钱　皂矾 一两五钱

先将朱砂、雄黄、硼砂、水银研细，另将火硝、食盐、白矾、皂矾研细，再共合一处，研匀，以水银不见星为度；用阳城罐一个，放微炭火上，徐徐将药入罐内，化尽，微火逼令干，即取起。如火大，太干，则水银走；如不干，则药倒下，无用。其难处在此。再用一阳城罐合上，用棉纸截半寸宽，将罐子糊，用草鞋灰、光粉二样研细，以盐滴卤汁调极湿，一层泥一层纸，糊合口四五重，再糊有药罐上二三重。地下挖一小潭，用饭碗盛水，放于潭底，将瓦罐放于碗内，无药罐在下，有药罐在上，以瓦挨潭口四边齐地，恐炭灰落碗内也。有药罐上以生炭盖之，不可有空处，约烧三炷香时，去火，冷定，开看，约有一两外药矣。炼时罐上如有绿烟起，急用笔蘸罐子盐泥固之。

补【方歌】白降丹为夺命丹，拔脓化腐立时安，朱雄汞与硼砂入，还有硝盐白皂矾，若去硼盐红升是，长肉生肌自不难。

三品一条枪② ［抄自《外科大成·卷二·分治部上（痈疽）·颈项部》］

治瘰疬、疔毒、发背、脑疽等症，扎入孔内，日二次，十日后效。

明矾 二两　白砒 一两五钱

共为末，入小罐内，炭火煅红，青烟尽，白烟起片时，约上下通红，住火，置地上一宿，取出，约有净末一两，加明雄黄 二钱四分、乳香 一钱二分，共为细末，厚糊调稠，搓条如线，阴干，瓶收，听用。

紫灵药 （抄自《外科大成·卷四·不分部位大毒·内痈总论》）

治结毒，及咽喉唇鼻腐烂臭秽日甚者。

水银 一两　朱砂 三钱　雄黄 三钱　硫黄 三钱

共药入罐内，升打如常火候，见《大成》首卷生肌门内。

腐烂诸证，灵药 五钱、轻粉 五钱研匀，掺用。咽烂者，用灵药 一钱、人中白 二分研匀，吹用。

结毒破烂不收口者 （抄自《外科大成·卷四·不分部位大毒·内痈总论》）

朱砂 三钱　雄黄 三钱　银朱 三钱　水银 一钱五分。先取黑铅一钱，溶化，入水银于内，研如泥

共研匀，用红枣肉 二十个，捣和为饼，分作十个。每日用一饼，安小口罐内，烧烟，对患处熏之，周遭遮盖，勿令泄气，三日三丸，即愈。

治杨梅疮方

火硝 七两　白矾 八两　水银 一两

先将火硝、白矾研细，入小铁锅内，将水银入前药内，上覆一碗，周围用盐泥封固，用土填满锅上，以坯押，三炷香时为度，取开，药全飞碗上，扫下，干敷患处，再用蒸馍穰丸，桐子大，以扫下之药为衣，白汤送下三五丸，以泻内毒，甚效。

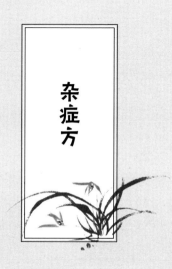

杂症方

秃鸡丸 （抄自《仁术便览·卷三·虚损》）

此方乃四川太守七十无子，后得此方，连生三子，房事比少年时更多。

肉苁蓉 一两，酒洗　川乌 六两，炙　系饼 一两，酒蒸　辽味 一两　益智仁 一两，炒　甘草 二两，生　茅山苍术 二两，酒浸三日，去头　云苓 二两，去皮　莲须 二两，捡净　远志肉 一两，去骨　枸杞 二两，酒洗　怀山药 三两，炒　小茴香 三两，盐水炒　真川椒 四两，炒　上沉香 一两，落水者，另研

共为细末，面糊为丸，梧子大。每服十五丸，或二十五丸，至三十五丸止，空心，黄酒下，或盐汤亦可。

接骨方 （方出《回生集》）

旱公牛角 火上炙干一层，刮下一层　榆树白皮 不拘数　杨叶 不拘数　黄米面 不拘数　花椒 七粒

共为末，陈醋熬成稀膏，青布摊贴，薄木片缠住时刻，骨内响声不绝，俟定，即接。如牛马跌伤，及木被风刮折，亦能接上。

治跌打损伤，接骨如神，用白面，不拘多少，好醋和成饼，冷包伤处，一时一换，重者包至一斤，轻者包至半斤，即愈。

整骨麻药（抄自《医宗金鉴·外科心法要诀·卷二·麻药类方》）

此药开取箭头，服之不痛。

麻黄 一钱　胡茄子 一钱　姜黄 一钱　川乌 一钱　草乌 一钱　闹羊花 二钱

共为细末，每服五分，茶、酒任下。欲解，用甘草汤，服之即苏。

补【方歌】整骨麻药取箭头，不伤筋骨可无忧，麻黄姜黄胡茄子，川草乌与闹羊投。

外敷麻药（抄自《医宗金鉴·外科心法要诀·卷二·麻药类方》）

此药敷于毒上，麻木任割不痛。

川乌尖 五钱　草乌尖 五钱　蟾酥 四钱　胡椒 一两　生南星 五钱　生半夏 五钱，一方加荜茇 五钱，一方加细辛 一两

上为细末，用烧酒调敷，效最神。

补【方歌】外敷麻药调烧酒，刀割不痛效最神，川草乌蟾椒星夏，一加荜茇一加辛。

射工伤（原注：即树间杂色毛虫也。）（抄自《外科大成·卷四·不分部位小疵·无名肿毒》）

人触着则能放毛射人，初痒，次痛，久则外痒内痛，骨肉皆烂，诸药罔效。用豆豉，加清油捣，敷痒处，少时则毛出可见，去豉，用白芷煎汤洗之。如肉已烂，用海螵蛸末掺之。

蝎蜇法

端午日午时，向太阳立定，左手掐卯纹当胸，右手捏鸡嘴，诀开诀口，举向太阳，念咒一遍，即收气一口，吹于左肩，其诀亦闭口，回向左肩开口，如吐气状，如式四十九遍毕，即向太阳拜谢。此日不可洗手，候用时，如前作用一遍，吹向痛处，一捻一丢，其痛即止。咒曰：日里金鸡凤食蝎，太上老君只一捻。

治蝎蜇肿疼。用胆矾 一块，为末，用凉水调，搽患处，立刻止疼。

蝎子蜇。取蜗牛 一个，捣烂，涂之，立止痛。（抄自《外科大成·卷四·不分部位小疵·无名肿毒》）

藤黄、青黛、雄黄、蜗牛、蟾酥。上等分，为末，水和，成锭，用时水磨，涂伤处，痛立止。

治蝎蜇或疯狗咬方

蚯蚓 八条　蜗牛 十个，去壳　雄黄 五钱　白矾 五钱　白芷 八钱，土炒　黄连 三钱　黄芪 四钱　荜茇 一钱　石燕 五钱，煅

共为细末，陈醋为锭。蝎蜇，用醋研浓，抹患处；疯狗咬，用真香油研浓，抹伤处，不蔽风无妨。

治疯狗咬方

雄黄 一钱半　白矾 一钱　良姜 一钱　麝香 一分

共为细末，黄酒冲服。

治疯狗咬伤最效方

甘草 三钱　甘遂 三钱　生姜 一两　葱白 四两

捣如泥，敷患处，用油纸包住，被盖出汗，即愈。过七日再用此药，不验。

马咬伤。栗子，嚼烂，敷之。毒气入内者，马齿苋煎汤，饮之。（抄自《验方新编·卷十三·人畜蛇虫咬伤·马咬伤》）

金箔膏 （抄自《外科大成·卷四·不分部位小疵·无名肿毒》）

贴咬伤。

四两猪脂二两蜡，藤黄半两釜中煎。慢火煎成膏，贴伤处。

治抓破面皮，用生姜汁调轻粉末，敷之，无疤。（抄自《验方新编·卷一·面部》）

飞步散

走长路不乏困。

全当归　牛膝　续断（各一钱）

共研末，抹两足心上，行路不乏。

治行路脚疼或肿，用草乌、细辛、防风（各等分），为末，铺鞋底内，或以水拌湿，布衬踏之，永不脚疼。

治误吞铜钱，用砂仁一两，水煎浓汁，饮之，其铜自化。

治误吞铜钱，用羊胫骨，烧灰，为末，每服二钱，米汤调下，即出。

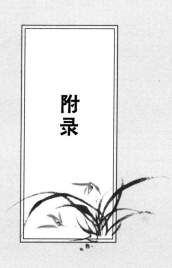

附录

本书所录医方，是一位真实存在过的民间中医前辈，为了辅助临床诊疗，在长期翻阅各种医书过程中随手抄录的。换句话说，这位中医前辈不仅为我们筛选了一批临床实用医方，而且给我们列出了一份切于临床实用的医书清单。为方便读者了解这位中医前辈眼中实用价值较高的医书，现将本书医方所涉中医古籍，按年代顺序列出，并做简要介绍。

《太平惠民和剂局方》

《太平惠民和剂局方》，一名《和剂局方》，简称《局方》，十卷，宋太医局编，初刊于 1078 年以后，是宋代大医局所属药局的成药处方配本，曾多次增补修订刊行，而书名、卷次亦多次调整。大观时（1107 年—1110）经陈承、裴宗元、陈师文校正，为五卷、二十一门，收 279 方。南渡后，绍兴十八年（1148 年）定名《太平惠民和剂局方》，其后经陆续增补，为十卷，成为现存通行本。本书分为诸风、伤寒、一切气、痰饮、诸虚、痼冷、积热、泻痢、眼目疾、咽喉口齿、杂病、疮肿、伤折、妇人诸疾及小儿诸疾共十四门，所收 788 方，均系临床常用的有效中药方剂，并记述其主治、配伍及具体修制法，是一部流传较广、影响较大的临床方书。

《严氏济生方》

《严氏济生方》，宋代严用和撰，成书于宝佑元年（1253年）。原书共十卷，有论治70篇、方400首；咸淳三年（1267年）又写成《续方》，收前书未备之医论24篇、方90首。二书后均散佚，现在版本为辑复本。清代纪晓岚从《永乐大典》中辑出的八卷本《济生方》，有医论56篇，收方240余首，内容残缺较甚。20世纪70年代，浙江省中医研究所文献组、湖州中医院根据《医方类聚》《普济方》等多部医书，并参照日刊本《济生方》等重新辑复，将《济生方》与《续方》合二为一，有医论85篇、方520首，内容较为充实完整，基本接近原貌，名《重订严氏济生方》。本书收方广泛，汉、唐、宋以来诸家名方及民间验方均有采录，其中尤重《和剂局方》《三因极一病证方》二书方论，以杂病各门为纲，下列总论、病源、病机，再附主方，每方详述主证、组方、炮制、服法等，条分缕析，纲目清晰，方论结合，议论平正。

《兰室秘藏》

《兰室秘藏》，三卷，金元时期李杲撰，刊于元至元十三年（1276年）。全书按病论方，计分21门，以饮食劳倦居首，次列中满腹胀、心腹痞、胃脘痛、消渴、眼耳鼻、口齿咽喉、妇人、疮疡、杂病、小儿等门。本书贯彻李杲"土为万物之母，脾胃为生化之源"的学术主张，强调治病要注意保护或增强脾胃功能，围绕脾胃虚损症的病理影响及有关病症的调治进行阐发；创制大量临床实用新方，讲究药性和君臣佐使，使之相制相用，条理井然，并能因症灵活加减，对后世有较大影响。

《卫生宝鉴》

《卫生宝鉴》，二十四卷，补遗一卷，元代罗天益撰，刊行于 1281 年。罗天益为李杲门徒，本书理论上本于《素问》《难经》以求其因，并充分吸收李杲的"脾胃学说"及张元素、张璧、钱乙等医家的认识，围绕临证脏腑杂病的辨证论治理论进行系统阐发，具有鲜明的"易水学派"特色。卷一至卷三为《药误永鉴》，结合病案，阐析一些误治病例，以为鉴戒。卷四至卷二十为《名方类集》，针对以内科为主的各科常见病症，选用古今效方 766 首，详其主治及服用法，是本书的主要组成部分。卷二十一为《药类法象》，遵照张元素、李杲的药物学理论，简述常用药的性味、功能。卷二十二至卷二十四为《医验记述》，载录其长期从事临床的诊治经验，诊治思路活跃，每能圆机活法，颇多经验之谈。补遗一卷，系后人增订，选辑张仲景以来历代名家治疗外感病等之经验方剂，亦有一定参考价值。

《瑞竹堂经验方》

《瑞竹堂经验方》，十五卷，元代萨迁（或署"沙图穆苏""萨里弥实"）撰，成书于元朝泰定元年（1323年）。萨氏任职江西建昌太守期间，致力于考订名家方书，博采经验良方，积集前人应用而有实效者，以及当时医家、病家试用屡效的单验方，加以分门别类，编撰成书。本书分为诸风、心气痛、疝气、积滞、痰饮、喘嗽、羡补、头面、口眼耳鼻、发齿、咽喉、杂治、疮肿、妇女、小儿共15门，采方310余首，选方较为精要。现存1795年日本复刻的十五卷本。原书早佚，清代乾隆年间编修《四库全书》时，从《永乐大典》中辑佚改编为五卷本，分为调补、消导、劳伤、遗浊、喘嗽等24门，另附补遗一卷，共180余方。

《外科精义》

《外科精义》，二卷，元代齐德之撰于1335年。齐德之在外科临床上强调脉诊，重视辨证施治，倡导攻补兼施、内治外治相结合。上卷博采《内经》以降医学文献中有关诊治痈疽、疮肿之论述，结合个人经验编撰而成，列外科医论 35 篇，在治疗方面提出内消、托里、止痛、追蚀、针烙、灸疗、砭镰、溻渍等内外治法及预后护理。下卷列外科常用汤、丸、膏、丹等共计 145 首外科方，并附"论炮制诸药""单方主疗"等，选方也较实用。本书较为全面地总结了宋元时期外科领域的新成就，对后世外科学发展有较大影响。

《养生类要》

《养生类要》，分前后二集，明代吴正伦辑，吴敖校正，初刊于嘉靖四十三年（1564 年）。"闻之往圣，养人先以五味五谷，次以五药，使六疾六气不能相淫，民罕疵病，言治未病愈于已病治也，乃著编书，曰《养生类要》。"本书是一部涉及导引吐纳、养生、药物学及内外妇儿各科疾病的经验方书，其内容简明扼要，涉及面广，有较高的实用价值。在治疗疾病方面，结合四季不同气候对人体的影响，详述四季诸症治例，突出中医辨证施治特色。在"济阴类"中，阐述数首滋阴类方剂，亦涉猎胎产方面的知识；在"慈幼类"中，系统论述儿科常见疾病的防治。

《古今医鉴》

《古今医鉴》，原作八卷，明代龚信纂辑，初刊于万历四年（1576年），当时龚信精于岐黄之术，供职太医院，医鸣于时；其子龚廷贤续编，刊于万历十七年（1589年）；后经王肯堂订补，改为十六卷。《古今医鉴》是一部综合性医书，首论脉诀、病机、药性、运气四篇，作为临证的理论基础；以下分门论述内、妇、小儿，及耳、鼻、口、牙、眼等疾病。搜集文献上自《内经》《难经》，下迄金元时期刘完素、张从正、李杲诸家学说，所收方剂颇为广泛，其中还记载了不少民间经验方和外治、针灸疗法。部分内容以歌诀或韵文概括，便于诵读记忆。

《仁术便览》

《仁术便览》，四卷，明代张洁编，刊于万历十三年（1585年）。本书遴选明代以前的临床各科验方，按病分为94门，包括内、外、妇、儿、五官各科病证，每门之首多冠以简论，然后列方，以唐、宋、明医方为主，有1400余首。所论大致中肯，选方大都切于实用。书末附200余种常用药炮制方法及临床应用、禁忌，为研究中药炮制的重要资料。

《万病回春》

《万病回春》，八卷，明代龚廷贤撰于万历十五年

（1587年），刊本甚多，"祖轩岐，宗仓越，法刘张朱李及历代各家，茹其英华，参以己见，详审精密，集成此书"，为综合性中医著作。卷一为总论，包括"万金一统述"以及药性歌、诸病主药、形体、脏腑、经脉等内容；卷二至卷五主述中风、伤寒、疟疾、痢疾、泄泻、膨胀、水肿、虚劳等内科杂病七十余种，兼述若干五官口齿等病证；卷六至卷八论述妇科、儿科和外科常见病证，以及中毒、膏药、通治、奇病等内容；末附"云林暇笔"12条、"龚氏家训"32条。全书共选临床各科病证186种，每病均阐述病因、病机、治法方药等内容，后附医案，辨证详明，论治恰切，选方精当，对后世影响较大。

《寿世保元》

《寿世保元》，十卷，明代龚廷贤撰，成书于万历四十三年（1615年）。卷一总论有关诊断治疗的基础理论；卷二至卷九分述内、妇、儿、外等各科病症的辨证论治，每病证之下均先采前贤之说分析病因，然后列述症状，确立治法，搜集较多方药和治法，取材广泛，选方大多切于实用；卷十为民间单方、杂治、急救、灸疗等方。本书与《万病回春》相为羽翼，内容亦多相似，唯对中医基础理论的阐述较详。本书自问世以来流行甚广，刊本达数十种之多。

《外科正宗》

《外科正宗》，四卷，明代陈实功著，成书于1617年，是明代最具代表性的外科学著作。卷一总论外科疾患的病源、诊断与治疗；卷二至卷四分论外科各种常见疾病一百余种，首论病因病理，次叙临床表现，继之详论治法，并附以典型病例。体例完备，条理清晰，图文并茂，切合临证实用。陈实功主张内外治法并重，在内治上重视脾胃，常宗消、托、补三法；重视应用刀针等手术疗法，创造和记载了当时多种外科手术方法，如截肢、鼻息肉摘除、气管缝合、咽喉部异物剔除术，以及用枯痔散、枯痔钉、挂线法治疗痔漏等；针对难治性肿瘤，创立和荣散坚丸、阿魏化坚膏，能较好地缓解症状，延长生存时间，称为"缓命剂"。本书在全面继承明代以前中医外科学理论与临床成就的基础上，系统总结了陈实功长期临床经验和理论认识，对中医外科疾病的病因病机、诊断治疗、治法方药体系加以完善和提高，丰富和充实了中医外科学理论、方法和临床经验，为中医外科学的进一步发展奠定了基础，对后世外科医家的成长具有深远的影响。清代医家徐大椿说："此书所载诸方，大段已具。又能细载病名，各附治法，条理清晰。所以凡有学外科问余当读何书，则要令其先学此书，以为入门之地。"

《景岳全书》

《景岳全书》，六十四卷，明代张介宾撰于1624年，为记录其毕生治病经验和学术成果的综合性著作。首选《黄帝内经》《难经》《伤寒论》《金匮要略》之论，博采历代医家精义，并结合作者经验，对内外妇儿等各科临床辨证论治作了系统阐述。张介宾治学极为严谨，能师古而不泥，辨疑而不苟，既善于继承，又勇于创新，并重视理论联系实践，对于命门、阴阳学说等均有独到见解，阐发"阳非有余""真阴不足""人体虚多实少"等理论。全书分为《传忠录》《脉神章》《伤寒典》《杂证谟》《妇人规》《小儿则》《痘疹诠》《外科钤》《本草正》《新方八略》《新方八阵》《古方八阵》《妇人规古方》《小儿则古方》《痘疹诠古方》《外科钤古方》共十六册。其中《新方八阵》收载张介宾自创的186首新方，融合其一生之临床心得、处方体会、用药特长，制方通灵活变，有规可循，是其学术思想在组方用药方面的集中体现。《妇人规古方》一册，收录明代以前治疗妇人病症的有效方剂。

《医学正印》

《医学正印》，又名《妙一斋医学正印种子编》，二卷，明代皇甫嘉撰，刊于 1636 年。本书分男科、女科各一卷，上卷为男科，论述男子不育，重在葆精；下卷为女科，论述女子不孕，重在调经。

《医宗必读》

《医宗必读》，十卷，明代李中梓撰于 1637 年，是综合性医书。卷一为医论及图说，有医论十四篇，以介绍医学源流、指导学医门径为主；图说部分根据《黄帝内经》列述人体骨度部位及脏腑、生理等。卷二为四言脉诀、脉法心参、色诊三篇，提纲挈领地阐述中医的脉学、诊法。卷三、卷四为本草徵要，系选录《本草纲目》部分药物的有关内容，旁采诸家学说，参以己见，详予注释。卷五至卷十论述以内科杂病为主的 33 种病证的病因及治疗，病机分析以《黄帝内经》理论为纲，选方大多切于实用，并附医案，在中医门径书中卓有影响。李中梓主张"肾为先天本，脾为后天本""气血俱要，补气在补血之先；阴阳并需，而养阳在滋阴之上""乙癸同源，肝肾同治"，至今仍为医家遵奉。

《异授眼科》

《异授眼科》，一卷，撰人、撰年不详。本书首载眼病证治、歌赋及眼科验方的配制，其次用问答形式叙述眼科七十二症的治法。现存明抄本及多种清刻本。

《外科大成》

《外科大成》，四卷，清代祁坤撰于康熙四年（1665 年）。卷一总论疮疡等病诊治要点和常用方；卷二、卷三为分治部，按头面、颈项、腰背、胸腹等身体部位分述多种外科病症的证治，间附验案；卷四列述不分部位（全身性）之大毒、小疵及小儿疮毒证治。此书辨证详明，治法丰富，简明实用，如作者自序所说："辨证辨名从博，虽微疵悉备而不遗；用药用方从约，单刀直入以取效。"本书继承《外科正宗》学术经验，是中国外科史上"正宗派"代表著作之一。乾隆四年（1739 年），太医院判吴谦等受命编纂《医宗金鉴》，征召祁坤之孙祁宏源参与编撰该书的外科部分。祁宏源以《外科大成》为基础，撰成《外科心法要诀》十六卷。

《良朋汇集》

《良朋汇集》，一名《良朋汇集经验神方》，清代孙伟撰，刊于 1711 年。现存刊本有四卷本、六卷本、十卷本，内容大致相同。本书是验方汇编，分为中风、伤气、中寒、瘟疫等 132 门，载方约 1600 首。

《医宗金鉴·外科心法要诀》

《医宗金鉴》，九十卷，清太医院院判吴谦主持编修，刊行于清代乾隆七年（1742年）。全书采辑自《黄帝内经》至清代诸家医书，"分门聚类，删其驳杂，采其精粹，发其余蕴，补其未备"（见卷首奏疏），计有《订正仲景全书伤寒论注》《订正仲景全书金匮要略注》《删补名医方论》《四诊心法要诀》《运气要诀》《伤寒心法要诀》《杂病心法要诀》《妇科心法要诀》《幼科杂病心法要诀》《痘疹心法要诀》《幼科种痘心法要旨》《外科心法要诀》《眼科心法要诀》《刺灸心法要诀》《正骨心法要旨》十五分册，内容丰富完备，叙述系统扼要。各科心法要诀，以歌诀体概括疾病诸证的辨证施治，全面而系统，准确而精辟，切于实际，易学易用。《四库全书总目》称赞其"有图，有说，有歌诀，俾学者既易考求，又便诵习"。自成书以来，"使为师者必由是而教，为弟子者必由是而学"，这部乾隆钦定的太医院教科书被一再翻刻重印，广为流传。《外科心法要诀》为清代祁宏源以其祖之《外科大成》为蓝本修订而成，由此，《外科正宗》《外科大成》《医宗金鉴·外科心法要诀》学术思想一脉相承，影响深远。

《疡医大全》

《疡医大全》，四十卷，清代顾世澄著，成书于1760年，汇集自《黄帝内经》以下历代外科著述、顾氏祖父辈验方及本人按语及经验方药，分类编纂而成。本书广搜博采，资料丰富，辨证精详，施治准确，图文并茂。首论《黄帝内经》等医学理论，次述经络、诊断、脏腑、五运六气和痈疽疮疡辨证总论，以及艾灸、针烙、刀针、砭石诸法，强调"外证必先受于内"，认为"痈疽之候，纯阳固多，纯阴原少，惟半阴半阳之候最多"，故尤重于论述阴阳、寒热、虚实之鉴别，并分类介绍内痈、诸风、癫疣以及小儿诸疮痘疹、成人疮疔、跌打损伤、临证急救及诸虫咬伤等证治；还介绍了多种手术疗法，对麻醉、手术步骤、缝合止血、术后护理等亦有介绍。本书内容系统全面，注重理论联系实际，用方广泛实用，图文并茂，引文均注明出处，是一部资料丰富的外科参考书，具有很高的文献价值和临床参考价值。

《外科选要》

《外科选要》，二卷，清代唐黉辑，刊于1776年。本书选录王肯堂之《证治准绳·疡医》、陈实功之《外科正宗》、祁广生之《外科大成》等书中精要实用的内容，于初学及临床医生皆有参考价值。

《回生集》

《回生集》，四集，清代陈杰辑，刊于乾隆五十四年（1789年）。选方四百余首，以民间验方为主，分内症、外症、女科、小儿科等四门，所辑医方具有简、便、验、廉的特点。全书用药简捷平稳，体现辨证论治思想；药取其价廉，方择其易制，且文字通俗易懂，医者或病家皆可按症索方，有一定实用价值。继乾隆年初刊之后，嘉庆、道光、民国时期曾多次刊刻，受到临床医家赞许。

《急救广生集》

《急救广生集》，又名《得生堂外治秘方》，十卷，清代程鹏程辑，成书于嘉庆癸亥年（1803年）。本书集内外治法3000余方，并将外治方1500余首分门别类，按同病异治、异病同治的理论，多数病种下列多种方法以备选用，所载方药具有简、便、验、廉的特点。本书总括清代嘉庆以前历代医家行之有效的外治经验，所用外治疗法包括涂、针、炙、砭、镰、浸洗、熨揭、蒸提、按摩等多种方法，集外治之大全。

《疡科捷径》

《疡科捷径》三卷，清代时世瑞著，书成于道光十一年（1831 年）。因感外科著作浩繁，或详而过繁，或简而过略，不便诵读掌握，"因是选集诸篇，撮取要领，汇成一书，署曰'捷径'，取其便于诵习云"。上卷首载痈疽原委论、痈疽治法、痈疽阳症、痈疽阴症、痈疽半阴半阳、痈疽五善七恶、治病则例、论病生死、肿疡治法、外治法、溃疡治法歌等十篇歌诀，均系抄自《外科正宗》，又论疡科总则，然后按体表部位分述疡科疾病证治，160 余症。上卷有头、面、项、背、腰、眼、鼻、耳、口、唇、齿 11 部，中卷有舌、喉、胸、乳、腹、腋、肋、脏腑、肩、膺、臂、手、下阴、臀、股、膝、胫、足 18 部，下卷收载发无定处病症（包括外伤杂症）及小儿杂症共 50 余症。全书共载外科常见病症 210 余种，均用歌括写成，方药亦附方歌，言简意赅，便于记诵，兼有十二经起止图、正面和背面疮疡图等，尤宜初学者习读，为疡科普及范本，堪称疡科入门之捷径。

《卫生鸿宝》

《卫生鸿宝》，六卷。清代祝补斋撰，刊于 1844 年。本书广泛收集临床各科有效的成方、单验方及各种外治法等，多系临床试效之方，内容又较通俗，便于读者临床运用。卷一内科、卷二外科、卷三幼科、卷四痘科、卷五女科、卷六伤科，皆分病列方，有条不紊，便于检阅，切合临床实用。

《验方新编》

《验方新编》，8卷，清代鲍相璈辑于道光二十六年（1846年），是一部以医方为主，合参医论的医著。涉及范围非常广泛，总计120多个门类病证，举凡内科、外科、伤科、妇产科、小儿科、五官科、急救、食疗无所不及。其收载的内容不仅包括民间流行的验方、偏方、便方，也有古代医学名家的各科名方，以及各种治法共6000余条。在具体施治方法上，凡内服、外敷、热敷、冷敷、穴位贴敷、取嚏、烟熏、热浴、蒸气浴、针灸、耳针、按摩、捏脊、拔罐、刮痧、引流、放血、祝由等无所不包。本书遵循"是编方多奇验，药料亦价廉工省，贫富皆宜，家置一部，最为方便"（《验方新编·序》）的编著原则与特色，切于临床疗效和简便实用。

《急救普济良方》

《急救普济良方》，撰人不详，世少传本，现知有同治庚午年（1870 年）刻本。载方 90 余首，多为急性疾患救治方药，选方实用，具有简、便、廉、验的特点，颇有临床参考价值。

《外科方外奇方》

《外科方外奇方》，四卷，清代凌奂辑，刊于 1893 年。本书收集凌奂常用外科经验方（包括五官科、皮肤科），分为升降部（系化学制剂类）、围药部、内消部、化毒部、点头部、拔毒部、去腐部、止痛部、生肌收口部、去管部、膏药部、疔疮部、喉部、诸疮部等共 21 类，并附补遗方 1 类。